心理调节法

顾娟 编著

U0241623

内 容 提 要

人们每天的工作和生活中会出现各种各样的状况，出现各种不如意，烦恼和忧虑也是层出不穷。当心情变得萎靡，心灵不再轻盈，一点不好的情绪就可能让我们负能量爆满，内心变得焦躁不安。当心灵遭遇了坏情绪，我们该如何进行自我调节呢？

本书从心理学的专业角度阐释了心理调节的重要性。虽然我们无法控制自己的情绪，但可以增强自己心灵的力量，学会心理调节的技巧，每天为自己疗伤、为自己解忧，愉快地享受生活。当心情好了，一切都会豁然开朗！

图书在版编目（CIP）数据

心理调节法 / 顾娟编著. -- 北京：中国纺织出版社有限公司，2024.6

ISBN 978-7-5229-1579-1

Ⅰ．①心… Ⅱ．①顾… Ⅲ．①心理调节—通俗读物 Ⅳ．①R395.6-49

中国国家版本馆CIP数据核字（2024）第067479号

责任编辑：张祎程　　　责任校对：王蕙莹　　　责任印制：储志伟

中国纺织出版社有限公司出版发行

地址：北京市朝阳区百子湾东里A407号楼　邮政编码：100124

销售电话：010—67004422　传真：010—87155801

http://www.c-textilep.com

中国纺织出版社天猫旗舰店

官方微博 http://weibo.com/2119887771

天津千鹤文化传播有限公司印刷　各地新华书店经销

2024年6月第1版第1次印刷

开本：880×1230　1/32　印张：7

字数：118千字　定价：49.80元

根据世界卫生组织（WHO）于2017年发布的《抑郁症及其他常见障碍》报告，目前世界范围内预计有超过3亿人饱受抑郁症的困扰，全球平均发病率在4.4%左右。让人遗憾的是，这些患有心理问题的人，真正接受治疗的却很少。那么，人们的这些"心理问题"又是从何而来？

　　心理问题不同于生理疾病，它是由人内在精神因素——准确地说是大脑中枢神经控制系统所引发的一系列问题，它会间接地改变人的性格、世界观及情绪等。简单来说，心理问题指的是人们心理上出现的问题，如情绪消沉、焦虑、恐惧、人格障碍、变态心理等。消极心理对人的影响是严重到可以致命的，当生活见不到阳光的时候，我们必须让自己拥有拨开云雾的能力，拥有扫去心灵尘埃的能力。

　　萧伯纳曾说过："人生之所以活得悲惨，是由于有闲暇时光烦恼自己是否过得快乐。"忧虑就是那一滴滴的水珠，它不停地向下落着，慢慢地折磨着人的心灵，我们必须找出躲在暗处的心灵杀手，并且击溃它。

　　人生之路很长，世间各种事我们都会遇到，各种滋味我们都会尝遍，面对不同的局面，你会用怎样的心境和情绪

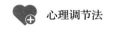

应对，是豁达、愉悦还是萎靡、阴暗？选择权始终在你的手里。正如心理学家所说："好情绪能够使人经常处于轻松、自信的心境，情绪稳定，精神饱满，对外界没有过分的苛求，对自己有恰当客观的评价。好情绪的人在遭遇挫折、失败时，常会看到光明的一面，也能发现新的意义和价值。"所以，如果你选择积极，美好就永远不会被掩盖，如果你不懂得怎样让自己乐观积极，就需要把此书好好研读一番。

可以说，适当的自我调整是每个人必备的心理素质，当然，这样的调整并不仅仅是心理方面，还来自有益身心的各种休闲方式。当心情烦闷的时候，不妨听听音乐、看看电影，这样一来，郁积在内心的阴霾自然会烟消云散。

本书精选了各种真实的案例，让读者在故事中受到启发，学会正确调节自我心理，用最积极的心态去面对生活，让生活更美好，让人生更成功。

编著者

2023年12月

目录

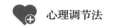

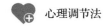 心理调节法

第一章
心理调适，心若向阳何惧无光

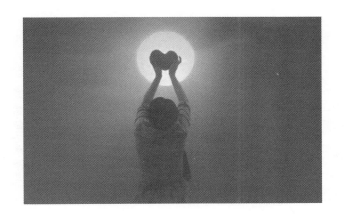

生活不总是一帆风顺的，当我们航行在生活的海洋中，很多时候会遇上大风大浪，甚至狂风暴雨，就算我们驾驶的是一叶扁舟，我们也不能放弃，要做一个最好的掌控生活的水手，只有自己怀抱积极的生活态度，才能成功驾驶这只小船驶向理想的彼岸，完成人生的航行。如果自己都放弃自己，那谁还能拯救你呢？就连上帝也不会去帮助那些自暴自弃的人。上帝作为一个造物主，就像母亲一样，希望自己的孩子可以独立地生存下去，而我们也必须学会独立生存，如果不能积极地面对生活，遇到挫折总是当逃兵，那我们永远也不能长大，永远也不能生存下去。

有梦想，人生才有希望

有梦想才有希望，一个没有梦想的人每天都会生活在浑浑噩噩当中，不知道每天要做些什么，不知道每天的生活为了什么，而怀揣着美好梦想的人都有着极大的生活热情，这种生活热情是一种生活的动力，让一个人每天都有无穷的精力去做自己该做的事。

如果一个人有梦想，生活就会充满希望，他就会朝着自己期望的方向发展。

有一个故事可以给我们很多的启发：

一对夫妻，丈夫经营着一家公司，突然有一天，丈夫悲伤地回到家里，妻子问他发生了什么事，他伤心地回答道："最糟糕的事情发生了，我被法院宣告破产了，家里所有的财产将会被查封，你会离我而去吗？我什么都没了。"说完就抱头痛哭。

妻子这时温柔地拍拍他的肩膀说道："亲爱的，你的身体也被查封了吗？"丈夫不解地回答没有。

"我不会离你而去的，我总不会也被法院查封吧。"妻

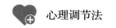

子幽默地说。

丈夫抬起头说道："当然不会……"

"那我们的孩子呢？"妻子又问道。

丈夫站起来说："他们更与此事无关，我不会让孩子跟着我吃苦的。"

"既然如此，你怎么能说家里什么都没有了呢？我嫁给你不只是为了要和你分享快乐，也是要和你同舟共济的。你还有我，还有我们的孩子，还有你自己的头脑和双手，我们可以从头再来，有了从商的经验，我们会做得更好，过去的就当是一种学习吧，我们要重新点燃希望，才能生活得更好。"

丈夫听了妻子的话，便重新振作起精神，几年后，他重新成立的公司发展得非常好，而这一切，都是因为妻子的话给了他新的希望。

人最大的敌人不是逆境，不是出现在我们面前的苦难和挫折，也不是最强劲的对手，而是我们自己的心理。只有我们自己坚持希望和梦想，才能战胜一切困难。面对生活中的所有不幸，我们都要始终保持最大的热情，保持始终不败的意志，去拼搏、去奋斗。美好的生活只能由我们自己来创造，倘若自己放弃自己，便什么都没有了。

我们每天的生活大都是在平淡中度过，有梦想才有生活的希望，没有梦想的人即便在最高的岗位上也不会过得幸福，有梦想的小人物即使是做着最简单、最廉价的劳动也会过得很开心，也会生活得很幸福。所以，幸福不在于我们每天赚多少钱，赢得多少掌声，而在于我们是否拥有梦想并为之奋斗着，我们每次努力都是为了实现自己的梦想，每次成功都会使我们离梦想更近一步，而当我们最终实现梦想的时候，新的梦想随之又出现了，人生就是这种实现梦想的过程。每当我们实现自己的小小梦想时，我们就会有一种难以言表的幸福感，这就是我们生活的意义所在。

这是一个最简单的道理，每个人都知道拥有梦想是很重要的，而最难的是寻找梦想，确定好自己要为什么而奋斗。所以，从现在开始，先了解自我，找到自己的梦想，也就是自己的希望，然后开始为之奋斗吧！这一条寻梦之路或许顺利或许坎坷，但人生若是一帆风顺，不是也缺少了许多生趣吗？奋斗的过程也许很短暂，也许很漫长，但只要为着一个有梦的希望，你就一定能坚持到底。梦想在哪里，希望就在哪里，理想的彼岸也就在哪里。

为自己建立一种积极生活的模式

"梦想+信念+努力=成功的生活"，这是积极生活态度的

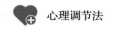

模式。这里的成功并非狭义地指一个人获得怎样的名望或财富，而是符合自身的美好幸福生活。对我们个人而言，最大的幸福就是自己和家人的快乐，欢声笑语可以击退困难、吓跑挫折。

伏契克说："应该笑着面对生活，不管一切如何。"仔细想想，人生百年，其实从整个人类的发展过程来看不过是一瞬间的事，浩瀚宇宙，每个人也不过是一颗微尘，渺小的我们还要为这样那样的不如意来伤春悲秋吗？不如把生命中的所有美好时光拿来过好自己的每一天，积极地面对生活，让自己的每一天都过得开开心心，这样才无愧于自己的人生。想想人生最重的是什么，遇到困难就退缩的人，不是困难打倒了你，而是你自己打倒了自己。当我们以最佳的心态走出生活的阴影时，我们会发现，最美好的天空、最美好的阳光、最美好的鸟儿的歌声都毫不吝啬地展现给了我们，生活就是这样美好，只要我们积极去面对，积极去发现。

曾有一位普通的妇人，她经历了许多常人难以想象的不幸：在她年幼的时候父母先后病逝，她成了一名孤儿，受尽歧视，后来历尽艰辛找到一份工作，却又因举报经理的贪污行径被经理扫地出门，后来她嫁给了一个服役军人，可丈夫在一次演习中不幸重伤而亡，留下一个女儿，两人艰辛度日。

有次她去一个朋友家闲坐，女儿在一边玩耍，朋友正处在和丈夫闹离婚的状态中，心情低落，不小心触碰了她的伤心往事，朋友赞叹她经历了这么多挫折还能如此坚强乐观地面对生活，她一笑而过，说要给朋友讲个故事，朋友静静地听着：

有两个猎人去打猎，在非洲草原上遇到一头狮子，其中一个人被狮子咬伤了，另一个人打死狮子后问被咬伤者伤势如何，痛不痛，受伤的猎人说："当我笑的时候我才感到疼。"

"我也是这样的，"妇人说，"我就像那个猎人一样被生活的不幸咬了许多伤口，但是我让自己坚持着，为了我的女儿，更为了自己，越笑对生活，生活才对你越好，只要我活着，我就能发现生活的意义，只要活着，就要坚强乐观，上天不会因为我痛苦而多么怜悯我，我只有自己振作起来，生活才会更精彩。"

朋友听着她的这番话，仿佛明白了很多……

悲剧可能随时发生着，可是战胜悲剧的精神必须存在，鲁迅说过："悲剧就是把一切好的东西撕碎给人看。"但是只要有坚强乐观的精神，悲剧发生了也不会让我们觉得可怕，坚强的人让困难挫折不敢靠近，或者那些苦难挫折在他们看来只是生活中的小插曲，他们始终坚信生活的大方向是积极向上的，所以他们才能战胜命运。就像那个妇人一样，

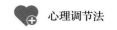

尽管遭遇了那么多挫折，生活还是要继续，而乐观向上才能让自己更快乐，只有自己快乐地生活下去，幸福才不会离我们而去。

太阳的光芒毫不吝啬地照耀在我们每个人身上，上帝总是公平的，我们都有别人所羡慕的一面，所以看看自己的长处，看看自己所拥有的一切，我们就会活得更开心快乐。拥有梦想，坚定信念，用积极的态度努力生活，就是成功。

信念具有无坚不摧的力量

信念是实现梦想的关键因素，坚持才能到达最终的目的地，半途而废的人往往都不能成功。我们要到达理想的彼岸，就一定要抱着坚定的信念，一往无前地向前走。

当你对某件事情抱着百分之百的相信态度时，它最后就会变成事实。这就是心理学上常说的"信念定律"。

在人生道路上，失败是不可避免的，如果你坚信自己可以成功，那么你成功的概率就会大很多。一个成功的人是从来不畏惧失败的，像电灯之父爱迪生，做了1000多次试验才找到最适合导电发光的钨丝，我们现在想起来很简单，可当什么都无从借鉴的时候，能想到钨丝还是相当困难的，因为这根本就是不常用的金属。由此看来，倘若爱迪生没有坚持到底的精神和意志，电灯的出现可能还要晚很多年。像爱迪生这样出类拔萃的人之所以能取得成功，不是因为他们有超乎常人的能力，也不是因为他们不曾失败过，相反他们失败的次数要更多，关键是他们有失败一千次，第一千零一次仍能站起来的坚定信念，他们是不怕失败的人。

只有坚定信念，理想才能实现。这是实现理想的必要条件。我们每个人对信念都有很深的体会，也许你自己没有发觉。当我们还是孩子时，有时想要一件玩具，家长开始时会不同意，可后来大多孩子都硬拽着家长的手不离开或者哭闹，这就是一种达到目的的方法。从这里我们可以看到，当自己还是小孩子的时候就懂得坚定信念不放弃，为什么长大后反而畏惧了呢？

的确，现实中我们会受到很多制约，但是不有所作为就一定什么都做不成。成功其实没有那么难，有时就在你的一念之间，就是这种坚持不放弃的精神，正是一般人所缺乏的。有个故事可以说明这一点：

台塑集团创办人王永庆小时候家境清贫，念完小学之后就借了200元开了一家很小的米店。当时大米的加工技术落后，大米不像现在这么干净，混杂的沙粒很多，王永庆就在每次卖米前把大米里的杂物捡干净，这总会花费他很多时间，但

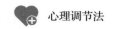

是人们买多了就发现他的大米比其他家大米干净许多，来买大米的人越来越多，生意也越来越好。后来他又发现很多人来买米都走了很远的路，而且上了年纪的人很多，他就又提供了一项送货上门的服务。就这样他一直坚持着，生意越做越大，还赢得了人们的好评。

王永庆从这家小米店发家，并不是偶然的。同样是卖米，其他人怕麻烦，坚持不下去，而王永庆坚持下去了，虽然事情很小，但是取得的效果是长远的，成功与不成功往往就是一步之差。

成功的人正是因为有这种积极的坚持下去的心态才成为我们眼中的成功人士。坚定信念，是心理学中的心理暗示，我们必须不断告诉自己能坚持下去，然后自然而然地继续下去，并把它当作生活的一部分，我们就能更靠近成功的彼岸。就像有人说只有把工作当作自己兴趣的一部分，我们才能工作得轻松愉快一样，只有把最终理想当作生活的一部分，我们才能不遗余力地抱着信念向着理想大踏步地迈进。

不论环境怎样，在我们的内在生命里，都潜伏着改变现实环境的力量。这种力量就是我们坚定的信念，一种坚持向前、不放弃的信念。就像已然成为流行语的"不抛弃、不放弃"这几个字一样，只有去做，才能做到。很多事情我们不去做，不是因为它有多难，而是在于我们敢不敢尝试。一个大学生去找工作，看看这个很累，看看那个工资低，再看看别的可能觉得老板不好，最后什么工作都没找到。当看到别的同学有了工作的时候他又羡慕，其实他也可以找到一份像样的工作，只是他不敢尝试，不想去做，最终什么都得不到，对于现在的人来说，这也是一个教训。

我们只有坚定信念，才有成功的可能，否则便一事无成，坚持下去来证明自己的决定，不管遇到什么困难，相信自己一定能做到，那么最终你我们理想就一定会实现。

如何定义幸福，在于我们自身

很多时候我们问自己，也问别人："你觉得自己幸福吗？"大多数人的回答都是"一般"，很少有人非常满意自己的现状，人们总觉得生活缺少点什么，没有想象中那么理想。当然，也是人类的不满足，我们的社会才有了进步，但那种不满足是有助于发展的不满足，是人类进步的动力。而那种天天自怨自艾，对自己什么都不满意的人是真正的自寻烦恼。

我们每天都在寻找自己的幸福，其实，幸福就在我们身边，只是需要一双能发现幸福的眼睛。每个人都有自己的幸

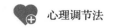

福，就像上帝很公平地对待每一个人一样：有的人视力不好可是听觉很灵敏，有的人腿脚不方便但是头脑聪明，有的人赚钱不多但有个幸福的家庭……

塞翁失马，焉知非福。这个古老的寓言故事大家都很熟悉，好的事情发生了不代表事事顺利，不好的事情发生也许还隐藏着些许幸运。人生中的大事小情，很多不都是这样吗？

美国著名的管理心理学家D.史华兹提出了一个著名论断，也就是"史华兹论断"，即所有的坏事情，只有在我们认为它不好的情况下，才会真正成为不幸事件。

这一论断是从我们的普通生活中提取出来的，从全球来看，不定期地发生着政治、经济、自然环境等各种灾难，人们在自然和社会的制约下，难免会遇到困难，这时很多人的事业和人生开始向不好的方向发展，在这时就会分化出两种人：一种是悲观失望的人，一种是乐观向上的人。自暴自弃的人也许再也翻不了身，而充满自信的乐观人士往往能重整旗鼓，这就是我们自身的思想对自己的影响，仔细想想，确实如此。命运是由我们自己掌握的，以后想怎样发展，都是靠自己的努力实现的，简而言之，就是自己说了算。如果能够时刻保持乐观的心态，就算失败了也不是什么可怕的事，留得青山在，不怕没柴烧，跌倒了再爬起来。

怎样在情况糟糕时还能心存乐观呢？这就要靠我们自己

去寻找，这个过程也许艰难，但一旦找到希望，就一定能再次成功。

玛丽·玛特琳在出生18个月后就成了一名聋哑人，然而她却获得了第59届奥斯卡金像奖最佳女主角的奖项，这是连正常人都难以企及的演艺界的最高荣誉。

玛丽·玛特琳虽然从小知道自己与常人不同，但她非常热爱表演，在她8岁时，母亲将她送入了聋哑儿童剧院去学习，9岁时她就开始在舞台上演出了。但是她只能出演一些聋哑角色，尽管如此，她也依然刻苦努力地提高自己的演技。在她19岁时，一次演出的机遇让她从此走上了银幕，后来一位导演要将这部舞台剧拍成同名电影《小神的女儿》，仍然邀请她出演女主角。玛丽扮演的人物在电影中没有一句台词，都是靠极有表现力的眼神、表情和动作来完成的，但玛丽优秀的表演恰好生动演绎了女主人公的内心世界。

玛丽就这样成为奥斯卡史上第一个聋哑影后，玛丽在获奖后这样说："我的成功，对正常人也好，对残疾人也好，我想都是一种鼓励。"

这个故事告诉我们：想要幸福来敲门，就要靠自己。玛丽没有因为自己人生的不完整而放弃自己，而是为了自己的理想，付出了超于常人的努力，而正常人不努力是永远都不能企及玛丽的人生高度的。

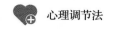

在我们出生时，我们都在同一个起点上，只是后来个人的付出不一样，人与人才有了分化，如果你想做一个成功者，就要时刻都比别人努力，努力不是要剥夺你的休息时间，而是要安排好自己的奋斗时间，给自己一个计划，短期的和长期的都要有，按照计划，给自己留下放松的时间，大目标却一定要坚定，只要能坚持下来，就能最终到达自己理想的目的地。

如果你只想着天上掉馅饼的事，那就像买彩票一样，中头奖的概率渺茫，人生要靠自己来把握，想要得到幸福，就一定要有付出。有一句激励青年的话是"现在的学习是为四十岁做准备"，如果想在人生最辉煌的时刻获得成功，就一定要在青年的时候付出等值的努力。

问题出现时，除了面对别无他法

生活总会和我们开些大大小小的玩笑，可能在我们看电视的时候突然停电了，而当时正播着你最喜欢的足球赛或者娱乐节目；也许我们在洗澡时打了一身肥皂泡突然停水了，我们不知所措；可能在天气很好的时候出门，可中途却刮起一阵狂风，然后下起了大雨，最终浑身湿透了回家……这些都是小事，抱怨抱怨也就忘了。也许今天上班刚领了工资，第二天就告知被辞退；也许平常身体都很好，一次体检就检查出了什么顽固病症；也许做了一件善事反被人误会成做坏事……像这种令人难过的问题就不再多列举，但是类似的情况天天都在发生，很多相同的不幸一次次地重演在不同的人身上。

问题随时都可能出现，可我们不能在问题面前低头，积极面对才是最好的解决办法。当我们发现问题时，不要悲伤、不要慌乱，先冷静下来考虑问题是怎样出现的，有没有解决办法，哪种办法最好，以后应该怎么做。考虑好这些，理出一个头绪，然后着手去解决，这个问题就不是那么难了，至少做起来有条有理，不会惊慌失措。举个最简单的例子，比如有一天自己的身份证丢了，类似这种事在很多人身上发生过，人们在发现的时候通常会抱怨这抱怨那，却很少从自己身上考虑问题到底出在哪里。如果我们都能接受并吸取每一个教训，那么类似的事情就会很少发生，而我们的生活也会更简单、更美好。很多时候，我们要在人生道路中总结失败的经验教训，从而防止更多不好的事情发生。有一个这样的故事：

一个老人和一个青年一起迷失在森林的深处，他们在森林里走了三四天，依然没有走出去。

青年很绝望地说："我怎么就没有本事走出去呢？我害

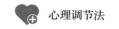

怕遇到困难，您说我们现在该怎么办呢？"

老人说："世上怎么能没有困难呢？有困难去克服就行了，没有困难哪有成功呢？"

"困难的滋味不好受，我现在都想死在这个森林里了。"青年又说。

老人感慨地说道："孩子，别这么悲观，你要学会抬起头走路！"

"抬头走也不会好多少，有什么用吗？"青年疑惑地问道。

老人说："我每次遇险都会告诉自己一定要战胜困难，我就是这样抬头走向成功的！"

人生的道路不可能是一帆风顺的，总要经历各种各样的苦难，但是我们不能因为一时的挫折而轻言放弃。遇到困难时要勇敢地抬起头、向前看，并微笑以对，就像上面故事中的老者一样，一定要带着坚定的信念、积极的态度走到最后，最终以乐观的心态享受更长久的生活。人想要实现理想，乐观向上是一个重要条件，而不是一遇到困难就退缩。

有问题不是最可怕的，可怕的是不去解决，况且每天都会有新问题出现，如果每个问题我们都逃避不去解决，日积月累，所有的问题堆积成山，小问题也就变成大困难了，变成一团乱麻的问题对我们来讲更是一件头疼的事，所以为什么说

"当日事当日毕"呢，就是为了让每天的生活变得更清爽。

不管怎么说，问题已经出现了，面对各种问题，我们要以积极的心态去面对。电影《美丽人生》中的男主人公是犹太人，在第二次世界大战期间他一家人都被关进了纳粹集中营，但是他的儿子年纪还小，他不想让孩子幼小的心灵受到伤害，就一直告诉儿子大家是在玩一个叫捉迷藏的游戏，平常孩子就躲在床下面，直到最后纳粹德军被打败，男主人公被射杀了，孩子幸存了下来。这里的男主人公就是一直积极面对生活的，给了别人很大的鼓励，也给了自己活下去的信念。这部电影感动了很多人，也荣获了当年奥斯卡最佳电影的桂冠。如此看来，只要有活下去的信念，有拥有幸福生活的理想，有积极的心态，不管生命长或短，我们都能开心地迎接每天照常升起的太阳。

清晨起来，拉开窗帘，金色的阳光照得我们暖洋洋的，推开窗户，早上略带凉意的空气扑鼻而来，每一天都是全新的、充满希望的，在这里，我们寻找到新的自我，新的目标，然后鼓足干劲，度过每个普通又特殊的一天，而最后我们找到的是全新的自我，不再悲观失望、不再怨天尤人，不论出现什么问题，我们都要记得鼓励自己：我可以坚强面对！

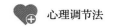

把控自己的人生，享受生活的乐趣

每个人都想成功，都想实现自己的理想，但有的人常常做出计划却三天打鱼两天晒网，他们实行计划的时候总是遇到麻烦，而这个麻烦的起源就是他们自己。掌控自我是件不容易的事，人性有懒惰的一面，而我们大多希望自己是自由自在不被束缚的，可是没有条条框框的约束，没有秩序和规律，就会导致每个人都无法自由的生存。人们希望不劳而获，可是不付出必然没有所得，所以要克服自己的惰性，才能真正做成一件事情。

有位著名的心理学家蔡格尼在1927年做了一项试验：它将受试者分成两个小组，让这两个组同时做相同的数学题。然后让第一组顺利完成，在第二组做题的时候故意中途打断。最后让两组人员同时回忆刚刚做的题目，结果是第二组被打断的人回忆得明显比第一组顺利完成的人好。由于第二组成员被打断了做题思路，这种不愉快一直保持在第二组的记忆中，而第一组因为完成了题目，心里留下的是完成的满足感，而没有再去关注具体题目是什么。

这种解答时未完成任务而将这些任务深刻留存在记忆中的现象叫做"蔡格尼效应"。

比如在自己写信写了一半时，突然没有了信纸，我们大都会放下笔去买信纸回来接着写，或者有一本小说让你爱不释手，你也许会熬夜将这个惊险刺激的故事读完。之所以会有这样的现象，是因为我们天生就有一种做事有头有尾的驱动力在驱使着我们。再如，给你一张图画，画面上有一个带有小缺口的正圆，旁边有一支笔，大多数人都有一种想拿起笔补全这个圆的冲动，这也是蔡格尼效应的具体表现。

关于这种心理现象，曾有这样一个故事：

有一位爱睡懒觉的大作曲家，妻子常常为叫他起床而头疼，想了很多办法都不奏效。突然有一天，妻子想出了一个办法想再试一次看是否奏效。她起床后在丈夫的钢琴上弹出了一首曲谱的头三个和弦，然后戛然而止，作曲家对琴声非常敏感，在听了这几个和弦后，辗转反侧，再也睡不下去，最终爬起床来，将这首曲子弹完，而这时他也清醒了。

我们大多数人都在内心隐藏着一种完成的欲望，如果一件可以完成的事半途而废，就可能心有不甘，难以割舍。这种蔡格尼效应容易使人走入两个极端：一是当一件事未完成时，有些人会出现类似强迫症的心理问题，时刻逼迫自己一定要将这件事完成，不然就什么都做不下去；还有一种人是驱动力不足，当一件事做了一半而被迫中断，这些人很快就会放弃，致使这件事情半途而废，这样的人常常一事无成。

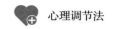

这两种人都需要进行一定的调整才能更好地完成自己的事情。

驱动力太强的人常常给自己太大的压力，这会使自己的精神紧张，越紧张越不能轻松地完成任务，这类人应该放松自己的心情，调整好工作与休息的时间，找到一个相应的平衡点，这样慢慢进行调整，不必急于一时将工作做完，最重要的是劳逸结合。

对于驱动力太弱的人来说，他们常常半途而废，这也许是因为他们信心不足，也许是因为他们没有耐心。而要想做出改变，就必须先完成一件事情，让这类人感受到完成的喜悦。有位心理医生为这样的人提出过一个建议，他要求这类人面对工作时集中精力工作十分钟，然后休息休息，再集中精力工作下一个十分钟，直到把工作做完为止。

不管是在学习、工作还是生活中，都应该学会劳逸结合。不会玩的人就不会学习，工作起来不休息的工作狂最终也坚持不到最后，只有懂得如何休息、如何安排自己的作息时间的人，才是最高效、最成功的人。我们要学会在生活中寻找平衡点，找到这个平衡点，即便我们面临着众多的生存压力，也可以游刃有余地轻松生活。这就要求我们能够把握自己的生活。想要生活得如鱼得水，我们可以先找寻生活的平衡点，面对生活的重担，不要给自己太多压力，也不要急功近利，要知道罗马城不是一天就建成的，什么事情都需要一步一步去做。只有学会调节自己的心理，才能享受到生活的乐趣。

第二章
自我修正，勇于战胜人性的心理弱点

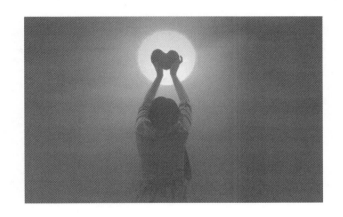

　　人生就像一个大熔炉，将人类所有的心理弱点都放在里面历练。看着悲欢离合的人生故事重复上演，我们像是照镜子，不断地发现自己的缺陷，然后选择坚强地面对。途中，你会经历刺骨的疼，锥心的痛，但只要拥有执著的信念，不屈的灵魂，就一定可以克服心理弱点，成为一个掌控世界、傲视万物的人。

将嫉妒这颗毒瘤从心底清理出去

有一首小诗："一棵树看着一棵树，恨不能自己变成刀斧，一根草看着一根草，甚至盼望着野火延烧。"寥寥几语，便把嫉妒之心描绘得淋漓尽致。

嫉妒的人总是容不下别人，德国有一句谚语："好嫉妒的人会因为邻居的身体发福而越发憔悴。"所以，好嫉妒的人总是在40岁时脸上就写满了50岁的沧桑，会因为生活中到处都是"敌人"，而觉得世界末日即将到来。

《三国演义》中，有位文武双全的大英雄叫周瑜，年纪轻轻就当上了吴国的统兵大都督。赤壁之战中，他更是以少量东吴和刘备之师，取得了大破曹操八十三万大军的辉煌胜利，在历史上留下了千古绝唱的赫赫声名。

据说，此人能征善战，运筹帷幄于千里，文韬武略亦堪称上乘，是位难得的英俊奇才。但是这位英雄却有一个致命的弱点，那就是爱嫉妒。

赤壁之战时，足智多谋的诸葛亮处处高周瑜一筹，尤其在关键时刻，事事想在周瑜之前，而且能将周瑜内心活动看得

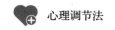

入骨三分。为此，量窄、嫉才的周瑜整日寝食难安，随时想除掉才智高于自己的诸葛亮。

然而，孔明是何人？早就看出了周瑜的心思并严加防备，使得周瑜的诡计没有得逞。周瑜一次又一次气憋于心，最后反倒把自己活活气死了。

死之前，周瑜含恨仰天长叹，曰："既生瑜，何生亮？"连叫数声而亡，死时年仅三十六岁。

一代英雄就这样自掘坟墓，害人而最终害己，这真是嫉妒惹的祸啊！好嫉妒的人通常会犯一个错误，那就是自大，因为自大，就觉得自己必须高人一等，容不下比自己强的人。看到周围的人有超过自己之处，要么设法去贬低，要么设置陷阱去坑害对方，结果真正伤害的却只有自己。

培根曾说："嫉妒这恶魔总是在暗暗地、悄悄地'毁掉人间的好东西'。"嫉妒是心灵的枷锁，会将一个人牢牢拴住，不但得不到任何好处，反而会跌进痛苦的泥潭中走不出来。

其实，嫉妒之心人人有之，关键看我们是把它变成通往天堂的指明灯，还是变成掉进地狱的催命符。

很多时候，我们与其嫉妒那些比自己强的人，还不如把嫉妒变为动力，多结交一些比自己强的人，从他们的身上学习成功的经验，提高自己的能力，进而走向成功。

美国有一位名叫麦克斯的农家少年，一直很嫉妒那些商界的成功人士。有一天，在杂志上读了大实业家丹纳的故事，他很嫉妒丹纳能取得如此巨大的成就，但又转念一想，为什么自己要在这里嫉妒呢？再怎样嫉妒都不可能像他那样成功，何不向他请教成功的秘诀呢？

　　有这样的想法与动力后，他来到丹纳的事务所。一开始，丹纳觉得这少年有点讨厌，然而一听少年问他"我很想知道，我怎么才能赚到百万美元"时，他的表情变得柔和并微笑起来，两人竟谈了差不多一小时。随后丹纳还告诉麦克斯怎样去访问其他实业界的名人。

　　过了两年，这个20岁的青年，成为当初他做学徒的那家工厂的所有者。24岁时，他成了一家农业机械厂的总经理，就这样在不到5年的时间里，麦克斯就如愿以偿地赚到了百万美元。后来，这个来自乡村粗陋木屋的少年，又成为一家银行董事会的一员。

　　俗话说："尺有所短，寸有所长"，我们真的不必嫉妒他人，每个人都会有长处和短处，为什么要用自己的短处与别人的长处比，自寻烦恼呢？我们真正应该做的，是熔炼嫉妒。

　　熔炼嫉妒，就是把本能的嫉妒转化为进取的动力，把不平静的心态归于平静，把蔑视别人的目光转到自己的短处

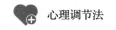
上，这样嫉妒就会变成一种催人奋发的动力。用自己的努力去缩短与别人的差距，甚至超越他人，换成别人对我们的羡慕。

大家都熟知，狐狸很聪明，把吃不到的葡萄说成是酸的。它奋斗过了，尽了全力，还是吃不到葡萄。在这种情况下，放弃葡萄去寻找新的目标无疑是明智之举。这样的改变可以把我们的心情调节到快乐的状态，将所有的精力放到自己的长处上，促使自己努力奋斗，战胜嫉妒，让生活充满快乐。

巴尔扎克说过："嫉妒潜伏在心底，好比毒蛇潜伏在穴中。"我们应该像铲除毒蛇一样铲除嫉妒，像根除毒瘤一样根除嫉妒，让生活中多一些智慧，少一些嫉妒，别让嫉妒扭曲你的灵魂，荒芜你多彩的人生。

无论你现在身在何方，无论你有过怎样的嫉妒经历，此时此刻，请将嫉妒之心泯灭，重拾曾经的美好与快乐。卸下嫉妒的重担，背上简单的行囊，带着轻松与自在，重新开始自己美妙的人生旅程，聆听百灵鸟的歌唱。

了解自己，看到自己的弱点与不足

一位很有才华的科学家得知死神正在寻找他，他很害怕，又不想死，便使用克隆技术复制出了十二个自己，想在死神面前以假乱真保住自己的性命。

死神终于来了，但是看到十三个一模一样的人，竟分辨不出哪个才是真正的目标，只好悻悻离去，科学家也为此而洋洋得意。

好景不长，没过几天死神又回来了，脸上带着微笑说："先生，您是个天才，能克隆得如此完美。但是很不幸，我还是发现有一处瑕疵。"

真正的科学家一听，便暴跳如雷地大叫："哪里有瑕疵？我的技术是完美的！"

"就是这里。"死神说道，他抓住那个说话的人，把他带走了。

人性的不足就像是影子一样跟随着我们，在最关键的时刻，反过来把我们抽打得措手不及。死神不愧是死神，对人性的弱点了如指掌，知道人们都不敢正视自己的缺点，也不敢正视自己缺点导致的结果，这种弱点也恰恰成了催命符。

有很多优秀的人物，就因为战胜不了自身的不足，最终没有得到称心如意的结局。更有甚者，害人害己，最后成为"千古一叹""功亏一篑"，又或者"遗臭万年"，身背"千古骂名"。

每个人都有不足之处，稍不留意就可能成为我们人生挥

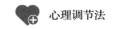

之不去的败笔。莫泊桑《项链》中的主人公，爱慕虚荣，不切实际，最后花费大半生的时间去偿还虚荣的代价；乐不思蜀的阿斗，懒惰懈怠、不求精进，终于成为亡国之君；"力拔山兮气盖世"的楚霸王，骄傲自满，狂妄自大，最终落得四面楚歌、乌江自刎的下场。所以，克服自身不足最有效的良药就是正视不足，勇敢面对。

猫头鹰遇见了斑鸠，斑鸠问它："你要到哪儿去呀？"

猫头鹰说："我准备搬到东边去。"

斑鸠问："为什么呢？"

猫头鹰说："村里人都讨厌我的叫声，因此我想搬到东边去。"

斑鸠说："你改变叫声，就可以了。要是不能改变叫声，即使搬到东边去，东边村里人照样讨厌你。"

每个人的不足都是客观存在的，不是逃避就可以解决的，猫头鹰并没有认清问题的本质，搬家只是它逃避问题的方式。但无论怎样逃避，就像斑鸠说的："要是不能改变叫声，即使搬到东边去，东边村里人照样讨厌你。"

我们都知道，当我们对着大山大喊"我恨你"时，山谷也会传来回应"我恨你"。而如果我们对着大山喊"我爱你"，那么山谷也会对着我们回应"我爱你"。弱点也是如此，如果我们仇视它，那么它就会仇视我们，相反，如果我们能够积极面对它，它就会冲着我们微笑。

正视自己的不足，就是挑战自我。寸有所长，尺有所短，面对自己的"所短"，你必须挑战自己，克服心理障碍，扬己"所长"，这样才能取长补短，才能变不利为有利，变坎坷为坦途。

当代作家史铁生，在20岁的时候突然双腿瘫痪，面对自己身体的严重不足，他感到过绝望，想到过死。但后来，他正视了自身的不足，战胜了消极心理，下决心要好好地活着。他解放了被死亡奴役的心灵，发挥爱好文学的特长，终于在文坛上树立起了自己的地位。可以说，如果没有正视自己的不足，没有在人生低谷的挑战自我，就没有他现在的功成名就。

人非圣贤，孰能无过。任何人只要愿意接受自己的弱点，愿意以积极的心态面对，就能把最弱点转为最强点，让自己向完美更进一步。积极向上的信仰、深刻的理解和无私的奉献将会为我们开启另一扇人生之门。我们不仅会精力充沛，可以应付各种问题，还会有足够的余力和远见，不仅对自己，也会对许多人产生建设性的影响。

这世界上没有十全十美的人，人们在工作、学习、生活中总会存在这样那样的缺点和错误。我们要"闻过则喜"，勇敢面对缺点和失误，并且努力纠正自己的不足，从而使自己不断进步、不断完美。

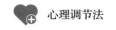

每个人都想成为世间最完美的精灵，然后幻化为人间至宝，畅游于大江南北。然而，作为凡夫俗子的你我，要想达到完美的境界需要抽筋扒皮的改变。不过没关系，人身上的不足其实就像是一个弹簧，你强它就弱，你弱它就强。只要我们勇敢地战胜它，命运就会向我们所期望的方向转变，即使最后不能完美，也能趋于完美。

告别自我封闭，打开你的心门

有的人在坎坷难行的人生路上遇到了伤人肺腑的痛苦，于是嗟叹人生艰难，痛恨世态炎凉；有的人怀才不遇，难觅知音，得不到世人的谅解，于是独处一隅，与世隔绝；有的人自惭形秽，觉得自己才貌平庸、才智低下，于是看不起自己，不相信自己，不愿意与人交往……这些人境遇不同，但结果却大致差不多：把自己置身于孤独的控制之下，陷入无边的伤感之中。

牢固的闭锁心理是给自己画地为牢，它最终会把一个人的全部激情耗干，将一个鲜活的生命推进坟墓。封闭在自己狭小的圈子里，你不会感受到丝毫快乐，只会离幸福越来越远，我们应该走出自我封闭的圈子，注意倾听自己心灵的声音，并细心发现生活中的美好与幸福。

约翰太太是美国最富有的贵妇人之一，她在亚特兰大城外修建了一座花园。花园里种满了各种名贵的花，蜜蜂、蝴蝶整日在花园里飞来飞去。

美丽的花园很快吸引了游人的注意，他们无所顾忌地跑到花园里游玩。小孩子在花丛中追赶蝴蝶，年轻人在草坪上翩翩起舞，老年人则坐在池塘边上悠然垂钓，甚至有人在花园中支起帐篷，准备再次享受一下浪漫的仲夏之夜。

约翰太太站在窗前，看着这些人在自己的花园里快乐得忘乎所以，觉得自己的权利受到了侵犯，于是叫仆人在花园门外挂上一块牌子，上面写着：私人花园，未经允许，请勿入内。

可是这样根本不管用，游客们还是成群结伴地到花园里游玩。约翰太太就叫仆人去阻拦他们，结果发生争执，游人一怒之下拆毁了花园的篱笆墙。

后来，约翰太太想到了一个绝妙的主意，她吩咐仆人取下花园门外的牌子，换上一块新的，上面写着：欢迎各位来此游玩，但花园的草丛中潜伏着一种毒蛇，请大家注意自己的安全。倘若不慎被咬伤，必须在半小时内急救，否则将性命难保。

看到牌子后，所有游客开始对花园感到害怕，要知道，

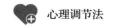

距离这里最近的一家医院位于威尔镇，坐车大约40分钟才到。

从此，花园里的游人越来越少了，几年之后，变得杂草丛生，毒蛇出没，真的荒芜了。寂寞、孤独的约翰太太空守着她的大花园，开始怀念起当初来她园子里玩的游客。

一块牌子，真的暂时解决了约翰太太的烦恼，她终于如意保护了自己的花园，独享花园的美丽。她用一个绝妙的主意为自己建了一道独特的"篱笆墙"，以防止外人的靠近，而这道无形的篱笆墙就是自我封闭。

但结果如何呢？约翰太太在自我封闭的同时，也远离了幸福和快乐。一味地隔绝与外界的接触与交流，只会像契诃夫笔下的套中人一样，把自己裹得严严实实，却陷入了无尽的寂寞与孤独之中。

其实，快乐可以很简单，幸福也可唾手而得，只要拆毁心灵的篱笆墙，让阳光射进来，让游人进来嬉戏，那心灵的花园就不会荒芜。

很多人认为自闭是一种自我保护的手段，但无数历史证明，自闭终会使人尝到苦果，甚至酿成不可挽回的大错。为免受西方干扰，永保天朝大国，清政府选择闭关锁国。但结果呢？中国的大门还是被西方的炮火打开，圆明园也在八国联军的呐喊中被抢劫一空；袁绍自以为兵多将广，军事奇才，怕有奸细而将前来投奔的人拒之门外，如此刚愎自用，难怪在

"官渡之战"中以多败少，倒成就了死敌曹操的丰功伟业。

可见，自闭并不能给自己带来永久性的保护，只会使你原本坚固的堡垒一点点倒塌，最后如水滴石穿般地给你毁灭性的打击。

俗话说，"轻霜冻死单根草，狂风难毁万木林"。人际关系就像一盏指路明灯，在你人生山穷水尽时，指引你走向柳暗花明又一村。我们要学会克服自闭的消极心理，不管身处何地，都要与人建立起一种亲密的情谊。利用集体的力量，把自己推向人生的顶峰，在失败之后毅然爬起，掌控自己的命运，重拾鲜花和掌声。

我们生活在一个五颜六色的世界中，我们要在缤纷烂漫的生活中吸收养分。每个人的心中都有一扇窗，只要你轻轻打开，就可以听到欢声笑语，感受到鸟语花香，欣赏到窗外美丽的风景。轻轻地打开那扇窗，让心灵充满阳光，让快乐充满心田，让灵魂不再发霉。

放下猜疑，选择信任

生命中不可能全是温暖，生活里也不可能全是如意，困难、挫折、疾病、情感转移等，无时无刻不在你的身边游

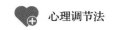

荡。遇到困难，我们会猜疑自己的能力；遇到挫折，我们会猜疑自己的勇气；遇到疾病，我们会猜疑自己是不是还有其他疾病；遇到感情问题，我们会猜疑这世界上到底还有没有爱情。

猜疑就像一颗被遗弃的炸弹，随时都可能在身边爆炸，在炸伤自己的同时，也会炸伤别人。生活中我们经常看到这样的事，因为猜疑，夫妻离异；因为猜疑，朋友反目；更有甚者，因为猜疑，国破家亡。

明朝第一将军袁崇焕，是明朝江山摇摇欲坠时的最后一道防线。开创清朝大业的努尔哈赤，撞在袁崇焕这块石头上，一命呜呼了；雄心勃勃的皇太极，几次要攻破京城，都被袁崇焕打得落荒而逃。

袁崇焕像磐石，挡在金兵入关的路上，坚不可摧。

为了大清的统一大业，皇太极终于想出了反间计，要借崇祯皇帝之手除去心头大患。

皇太极首先假拟了两封所谓的"密信"，让部下故意丢失在明军经常出没的地方，信中以自己的口吻约袁崇焕私下议和。此言一传开，京城中人心惶惶，谣言四起。那些平日与袁崇焕不合的大臣纷纷劝崇祯帝将袁崇焕治罪。

崇祯帝不知道该如何抉择了，此时，他突然想起满洲人围攻北京城的时候，朝廷命袁崇焕在顺义、蓟州一带将敌军击退，但袁崇焕却直接退守通州、昌平，随后才退守京城。袁崇焕为何不听指挥，难道他真的叛国了？

正在崇祯帝半信半疑之际，两名从清营中逃回来的宦官报告，他们在清军中听说袁崇焕已经和皇太极议和了，不久就会将北京城献给皇太极。崇祯帝至此深信不疑，马上传唤袁崇焕觐见，趁他不备的时候将他逮捕入狱。

袁崇焕入狱后，写了一首诗表明心迹，其中两句是："但留清白在，粉骨亦何辞。"

然而，疑心重、善猜忌的崇祯皇帝还是没有相信这位忠心报国的将军，一道圣旨下令将其凌迟处死，皇太极也终于如愿扫除了自己统一大业中最大的绊脚石。

袁崇焕为何含恨九泉？是因为皇太极的反间计？说到底，还是因为崇祯帝疑心太重。没费多少事，崇祯帝就轻易怀疑了袁崇焕的忠心，这倒随了皇太极的意，清军入关指日可待。

猜疑心理是一种狭隘的、片面的、缺乏根据的盲目想象，陷入猜疑误区的人活得很累。我们每个人，都应该拓宽我们的胸怀，来增加对别人的信任，排除不良心理，敞开心扉，将心灵深处的猜测和疑虑公之于众，提高心灵透明度，求得彼此之间的了解沟通，增进相互信任，消除隔阂。

其实，猜疑之火往往是在"长舌人"的煽动下越烧越

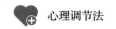

旺，进而导致我们失去理智，酿成恶果。任何事，我们都应该自己去追根究底，寻找答案，而不是在"长舌人"的流言蜚语中竖起一道心墙，让自己离真实越来越远。

古代有一个人，丢失了一把斧子，他怀疑是他的邻居偷了。他有心观察，觉得邻居走路、说话、神态都像是偷了他的斧子，他肯定邻居就是小偷。不久，他在自家地里找到了斧子，再观察邻居，觉得他说话、走路、神态竟全然不像小偷的样子。

这位丢斧者为什么会对同一个人做出前后两种截然不同的判断？这正说明猜疑是一种主观的想象和推测，不是以客观事实为依据的。其实，人很多时候的猜忌都是假的，都只是人们庸人自扰的想法罢了。

人有疑心，无可厚非，良好心态的猜疑使我们保持高贵的理智，但不可无端生疑，因为它会使你丧失信心和斗志，搞不好，还害人害己。

有些猜疑源于相互的误解。如果是这种情况的话，就应该通过适当的方式，两人坐下来交流。通过谈心，使各自的想法被对方所了解，消除误会，避免因误解而产生冲突。

何必为一些事而长夜难眠，何必为一些人而伤透脑筋？世界本是透明的，为什么要让猜疑在你的天空布满灰色的阴霾？把猜疑的心窗打开，让黎明的阳光照射进来，在阳光的照耀之下，所有的疑惑、焦虑、烦恼都会烟消云散。

克服焦虑，让心轻装上阵

在这个热闹非凡的社会里，究竟有多少人生活在焦虑之中？中国青年报社会调查中心曾进行了一项在线调查——"你对人生缺乏热情吗"，结果显示，55％的人对人生缺乏热情，71％的人认为现实生活中充满了焦虑。

现代社会，人们变得越来越焦虑，担心自己会失业，担心子女长大之后不能成才，担心某一天自己会得病，担心走在大街上会发生意外……人们背负着焦虑的担子，一步步艰难地前行。在焦虑面前，很多人如置身迷雾森林，不断地徘徊，却始终走不出去。

"由于最近经济不景气，公司决定裁员，下次例会将会公布被辞退人员的名单。"老板在会上投下的一枚炸弹，顿时使公司上下炸开了锅，员工个个垂头丧气，忧心忡忡，心里暗暗琢磨自己是不是那个不幸的人。

老张在公司工作多年，也算是元老级的人物，此刻，也不禁紧张起来，心想：我在公司工作多年，平时也挺勤快的，应该不至于是我吧！

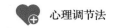

虽然这样自我安慰，但老张还是不放心，整日提心吊胆，也没心思好好工作了，一有机会就跑到老板那打听消息，但每次都是无功而返。

与老张完全不同，尽管小李来公司的时间不长，但他似乎一点也不担心这件事，每天照常工作，也不理会关于裁员事件的种种小道消息。

终于等到例会了，老板公布了被辞退人员的名单，老张赫然在列。让大家感到不解的是，新来的小李却被提拔为主任。

老张不服，私下找老板理论。老板问老张："你这周都在做什么？你做好自己的本职工作了吗？"

老张低头不语。

老板又说："按理说你是老员工，对公司没有功劳也有苦劳，我不该辞退你，但你这周的表现实在是太让我失望了。一听到裁员的消息，你就开始变得焦虑，工作也不好好做，整日跟着公司里的人瞎起哄。小李虽然资历浅，但遇事不慌张，一心只想做好自己的工作，这样的员工，才是我们真正需要的。现在你明白辞退你的原因了吧？"

老张听后，心服口服，悄悄收拾东西离开了公司。

在现实生活中，常会有一些让人深感不安的事情，但这些事往往不是眼前的事情，而是那些所谓的"明天"和"后天"，那些还没有到来，或永远也不会到来的事情。为了这些事情，我们变得恐慌、焦虑，担心厄运会降临在自己身上。

其实，任何事情的发生发展都是有规律可循的，任何事都是按照它既定的轨道运行的，只要我们在自己的轨道上从容正确地走好每一步，就不必担忧。

然而，很多人容易被假象所蒙蔽，就像老张那样，本来被辞退的命运不会发生在他的身上，但是由于他过分地为不必要的事情焦虑，患得患失，最后适得其反，反倒把自己的缺点暴露在老板面前，招来横祸。

反观小李，就算面临失业的威胁，也不会因此而本末倒置，他明白，老板考核员工的标准是工作能力，只要把工作做好了，就没有必要为其他的事焦虑。就算自己真的会被开除，那也是一周以后的事，现在自己最该做的还是好好工作。

在撒哈拉大沙漠中，有一种土灰色的沙鼠。每当旱季到来之时，这种沙鼠都要囤积大量的草根作为日后的充饥之物。据动物学家计算，一只沙鼠在旱季里大约需要吃掉2千克以上的草根，而沙鼠都要运回10千克草根作为备用心里才能踏实，否则便会焦躁不安，吱吱地叫个不停，直至死亡。

沙鼠的这种焦虑而亡的现象，很像是我们现代人的心理

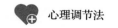

状态。明明没必要，却还是不停地焦虑，越来越多的焦虑为你编织了一个噩梦，噩梦中，你仿佛置身于沼泽，越是挣扎，越是往下深陷。

按心理学家的分析，健康的精神状态应该是乐观向上，充满自信心的。而焦虑是一种"问题精神状态"，它源于内心对生活不确定的恐惧。换言之，焦虑是另一种形式的不安全感。在社会生活中，有多少东西让人们感到不安全，也就有多少东西让人们焦虑。

其实，如果你正置身于焦虑的迷雾森林中，那走出去的方式可以有很多，我们可以根据太阳的位置辨别方向，可以在我们走过的路上做好标记，最简单的，可以发射SOS国际求救信号，等待支援。所以在任何情况下，我们不必过多焦虑，"山重水复疑无路，柳暗花明又一村"，任何事情，都有它的解决之道，担心、焦虑只是我们庸人自扰而已。

总结人的一生，有许多担心都是没有必要的，完全多余的。世事无常，谁也说不准明天的事情，活在当下，顺其自然，才是人生必须深知的道理。抖落身上焦虑的泥沙，你才可以轻装上阵，活出自我，活出风采。

挣脱抑郁，让心获得快乐

有一对姐妹，姐姐玛丽从小就冰雪聪明，乖巧可爱，长大后如愿做了一名芭蕾舞演员。妹妹瑞秋虽然也长得惹人怜爱，但和姐姐相比，她总觉得自己差了一大截。

连续两次高考落榜后，瑞秋只得上一所名不见经传的专科学校，自此，本来就有些自卑的心变得更加抑郁，觉得自己一点都不招人喜欢。

邻居有个大哥哥叫杰克，长得帅，又会打篮球，和姐妹两人是青梅竹马的好朋友，瑞秋已经偷偷喜欢他好久了。可是，杰克似乎更喜欢姐姐，因为他经常向瑞秋打听姐姐的事情，为此，瑞秋很伤心。

圣诞夜到了，瑞秋的父母决定举行一场盛大的晚会，邀请所有的亲戚朋友来玩，杰克自然也在受邀行列。

晚会当晚，姐姐盛装打扮，吸引了在场所有男士的目光。瑞秋就像是姐姐的影子，没有人注意到。

当晚最令人期盼的时刻就是跳舞了，这一刻，每一个男孩子都可以邀请自己喜欢的女孩子跳一支舞。看着一群男孩子争相邀请姐姐跳舞，瑞秋心想：杰克应该也在等待和姐姐跳舞吧！不想看他和姐姐跳舞，瑞秋决定独自一人到花园走走。

"我可以请你跳一支舞吗？"就在瑞秋准备出去的那

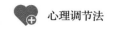

一刻，她听到一个温柔的声音对自己说话，抬起头，竟是杰克。

"你为什么不邀请玛丽跳舞，她那么漂亮？"舞池中，瑞秋不安地问杰克。

"她是很美，但每个人都有自己的美丽之处，她像玫瑰，热情大方，而你像百合，纯洁无瑕。相比于玫瑰，我更喜欢百合。"

"那你为什么经常向我打听玛丽的事情？"瑞秋吃醋地问道。

"傻瓜，那是因为我想引起你的注意。"

自此之后，瑞秋再也不会感到抑郁了，因为她终于明白：每个人都有一片美丽的天空，只是抑郁之云遮掉了所有的色彩。

每个人都有自己的长处，都有值得自己骄傲和珍惜的地方，星星不会因为太阳的光芒而收敛自己的光芒，小溪也不会因为大海的广阔而停止流淌，生活也没有必要因为一点点不如意而整日抑郁。

人，总容易把自己想得很不幸，于是开始为自己没有花容月貌而抑郁，为自己没有财富地位而抱怨，为一场突如其来的疾病而丧失对生活的信心。其实，没有花容月貌，你还有聪明才智；没有财富地位，你还有家庭温情；就算得了重病，你还有机会可以治愈。无论遇到什么，人生总会有一些值得我们庆幸的事，只是抑郁的心情，遮住了蔚蓝的天空，从此，我们开始用抑郁的眼睛看世界。

抑郁，真的是要不得的心理。越来越多的人饱受抑郁之苦，我们应该及时审视自己的心态，倘若真的有抑郁的苗头，就要快刀斩乱麻，将其扼杀在摇篮里。

当你心情郁闷的时候，要懂得如何调节自己的心情。你可以约朋友去看一场电影，也可以去看看大海，吹吹海风，又或者给自己放个假去旅游放松放松心情，再或者找个咖啡店坐在窗边，看看路上的行人，想想以前开心的事。那样我们的生活就会到处都是阳光，抑郁就不会在我们心里生根发芽。

自信是抵制抑郁侵袭的一个绝好方法，我们应该善于从自己成功的案例中进行自我肯定，然后激励自己不断挑战新的事物，在紧张和刺激中寻求满足和自我认可。

重新审视一下自己，有疼爱你的父母，有爱护你的兄弟姐妹，有对你谆谆教诲的老师，有一份安逸稳定的工作，还有一个疼爱你的丈夫，一个可爱的孩子。你拥有了全世界所有的幸福，还有什么理由去抑郁？即使缺少了其中的某几样，但这个世界总归还有让你觉得温馨的情感。

生活可以过得很幸福，只要挣脱抑郁的罗网；给自己一个笑脸，世界将五彩斑斓。

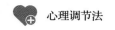

放开手脚，坚持但不能固执

执着，因它具有坚守到天荒地老的品质而令人钦佩，但如果坚持的内容毫无可守性，这个词便得改个字，叫偏执。有人这样解释两者的区别，不放弃不该放弃的是执着，不放弃该放弃的是偏执。

世界是多极的，偏执者则只持一极，并把所执的一极当作整个世界。让偏执者来掌舵，必然会产生灾难性的后果，但在生活中，人们常把偏执等同于执着。

偏执是一种执着的状态，但它又不同于执着。偏执是一种带有盲目性的执着，它无视事物的整体，只执着于某个局部。而执着则是对某一目标锲而不舍的追求，追求者并不盲目，他对追求目标有着清醒的整体把握。

哥白尼勇敢地说出地球是绕着太阳转的，这是一种执着，而那些迫害他的宗教家们对其处以死刑，则是偏执；"要留青白在人间"的铮铮铁骨，是执着，而农夫守株待兔的愚蠢行为，则是偏执；知其可为而努力为之，是执着，知其不可为而为之，则是是偏执。

执着和偏执，有时像是一个事物的正反两面，而判定执着之所以为执着，偏执之所以为偏执的标准，仅仅事物的是一个开头，即选择的方向正确与否。如果你的选择不是为别人带来伤害，而是为自己和他人带来幸福和机会，那就勇敢去做吧，坚定目标，永不放弃。

执着是一种美德，而偏执则是一种弊病，执着和偏执往往只是相差毫厘，但结果却总是失之千里。我们应该执着我们所执着的，但同时，也该放弃我们该放弃的，不要把自己的偏执误认为执着，以执着为口号在错误的漩涡中越走越远。

面对整个世界，偏执者把头别过去；面对整个世界，执着者则张开怀抱。认真听取他人的意见，好好思索你现在是在偏执一些东西，还是在执着一些东西。如果你确定自己的坚持是正确的，就放开手脚，昂首挺胸，勇敢地去追求。

走出自卑的阴霾，你不是毫无优点

英国有位少年，长得憨头憨脑，言谈、行事迂阔笨拙，是同学们戏谑的对象。他常常把课堂搅成一锅粥，老师都不愿意给他上课，认为他身上没有任何优点，甚至他的父亲也认定他脑子有问题，从来不跟他讲话。

走向社会后，这位少年因自己憨态十足的脸和笨拙的举止而找不到工作，极度自卑的他四处碰壁，苦恼至极，于是整天消极地躲在房间里喝闷酒。

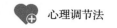

只有他的母亲认为他是优秀的，她将儿子带到花园里，指着各种各样的花草说："每种花都有开放的机会，那些还没有开放的，只是未到季节。人也一样，每个人都有机会成功，只是还没有遇到适合你的时机。但是，花草在没有遇到适合自己开放的季节时，需要吸收养分和阳光，储蓄足够的能量等待属于自己的季节来临。所以，你现在要储蓄足够的能量，就得学习更多的知识，经历更多的挫折，积累更多的人生智慧，等属于你的季节一到，你自然会绽放出美丽的人生之花。"

这位少年从母亲对自己充满信心的目光中站了起来，开始寻找自己身上的优点，他发现自己的表演才能无人能及，他表演的滑稽剧常常逗得老师和同学捧腹大笑。

终于有一天，一位著名的喜剧导演看了他的表演后大笑不止，赞叹这位少年是不可多得的喜剧表演天才，立即邀请少年与他合作。

这位少年就是艾金森，如今，更多的人只记得他叫憨豆先生。

在学习或生活方面，或许我们永远不能期望他拿一个诺贝尔奖或成为一个无可挑剔的绅士。然而在喜剧表演领域，在自己的优势上，艾金森获得了人生大奖，他把憨豆先生的形象表现得淋漓尽致，并为自己赢得了声誉，成为世界著名的喜剧表演艺术家。

　　法国著名作家罗曼·罗兰说："每个人都有他隐藏的精华，和任何别人的精华不同，它使人具有自己的气味。"每个人都有自己的优点，这个优点就是你人生最大的宝藏。只要你用心开发，小心耕耘，这些宝藏就可以使你的理想变成现实，带你直达成功的彼岸。

　　一个善于发现自己优点的人通常都是爱惜自己的人，他懂得发现自己的优点，并不断地激励自己努力拼搏，为自己赢得成功的机会；他不会拿自己的短处和别人的长处比，不会活在自卑的深渊中为难自己；他知道困难只是一时的，希望正在前进的路上。

　　我们通常很容易发现别人的优点，比如某人很漂亮，某人工作能力很强，某人人缘很好，却很少能看到自己的长处和价值。每当别人谈到自己时，就变得非常不自信，对自己持否定的态度，认为自己的存在没什么价值，实际上，这是自卑的表现。

　　自卑的人常常自惭形秽，觉得自己处处不如人，感到别人瞧不起自己。他们事事回避，处处退缩，不敢抛头露面，不敢与人竞争，害怕当场出丑，因而失去了展现自己才华和进取的时机，成为失败的俘虏和被人轻视的对象。其实，自卑者的最大缺点是不会发现自己的优点，他们往往把自己孤立于社会之

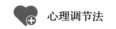

外，甚至表现出格格不入的性格特点，生活中难得有阳光。

道理人人都懂，但很多人还是陷入不能发现自身优点的泥沼中，为此而困惑不已。其实，我们应该在比较中发现自己的优点。与杰出人物相比，我们的优点确实暗淡了一些，但和懒惰的人比，我们勤奋；和迟钝的人比，我们聪明；和残酷的人比，我们富有爱心。这样比下去，我们会还为没有优点而苦恼吗？

我们不应该怀疑，每个人都有自己的闪光点，你现在感觉不到是因为你把精力都放在了弥补缺点上，或者发挥错了方向。一个人如果能知道自己的闪光点在哪里，就能最大限度地发挥它，使它照亮自己的人生。

世界上不缺少美，而是缺少发现美的眼睛。只要你善于发现自己身上的优点，就不会自卑。每个人都有自己的长处。只有学会发现自己的长处，才会变得自信；只有学会发现自己的长处，才会懂得自己的珍贵；只有学会发现自己的长处，学会尊重自己，才能让别人也尊重你！

懂得知足，欲望是不快乐的根源

据说，上帝在创造蜈蚣时并没有给它们设计脚，但是它们可以爬得和蛇一样快速。

有一天，一只蜈蚣看到羚羊飞快地在大草原上奔跑，于是它问羚羊："你为什么跑得那么快啊？"

羚羊骄傲地说："因为我有两只强而有力的脚，无论怎么奔跑都不会累。"

"原来只要有脚就可以跑得快啊！"蜈蚣开始希望自己也可以有很多很多的脚。

后来，它向上帝祷告说："上帝啊！我希望拥有比其他动物更多的脚。"

上帝答应了蜈蚣的请求，把好多好多的脚放在了蜈蚣面前，任凭它自由取用。蜈蚣迫不及待地拿起这些脚，一只一只地往身上贴，从头一直贴到尾，直到再也没有地方可贴了，它才依依不舍地停止。

它心满意足地看着满身是脚的自己，心中窃喜："现在我可以像箭一样地飞出去了！"

但是，等它开始要跑步时，突然发觉这些脚噼里啪啦地各走各的，自己完全无法控制这些脚。

后来，它每走一步都必须全神贯注，因为只有这样，它才能使一大堆脚不牵绊。这样一来，它走得比以前慢多了，它每天小心翼翼地走，并开始怀念自己没有脚的日子。

贪婪的人，总被欲望牵引，被欲望控制，结果只能让自

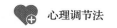

已坠入深渊。尽管人性中的欲望是与生俱来的，但若沉湎于欲望而不能自拔则会演变为贪婪。欲望使人迷惑，在不自觉中丧失了理智，直到付出了沉重的代价时才惊醒却为时已晚，让本来的一件好事成了遗憾的事。

欲望是个无底洞，你永远都填不满。当你拥有一些东西的时候，就会想得到更多的东西，只要你得到了，你才会有安全感，才会觉得踏实。贫穷的人只要一点东西就可以感到满足，奢侈的人需要很多东西才可以满足，让欲望控制的人却需要一切东西才能满足，所以他们总是不知足，他们天天生活在不满足的痛苦中。

每个人都有欲望，有时欲望也会变成人生前进的动力，使你的生活变得美好而舒适。但是，我们要把欲望控制在一个圆圈内，欲望可以不停前行，但绝不能出圈，适当的时候，我们还可以对欲望进行修剪。

曼谷的西郊有一座寺院，因为地处偏远，香火一直非常冷清。

这天，寺院来了一个不速之客，来人衣衫光鲜，气宇不凡。法师陪来客四处转悠，行走间，客人向法师请教了一个问题："人怎样才能清除掉自己的欲望？"

法师微微一笑，把客人带到寺院外的山坡上，客人看到了满山的灌木，不明所以。法师把剪子交给客人，说道：

"您只要反复修剪一棵树，您的欲望就会被消除。"

客人疑惑地接过剪子，走向一丛灌木，咔嚓咔嚓地剪了起来。

十天后，客人又来了；十六天后，客人又来了……当客人将那棵灌木修剪成一只鸟的形状后，法师对他说："施主，你知道为什么当初我建议你来修剪树木吗？我只是希望你每次修剪前都能发现，原来剪去的部分会重新长出来。这就像我们的欲望，你别指望它被完全消除。我们能做的，就是尽力把它修剪得更美观。放任欲望，它就会像这满坡疯长的灌木，丑恶不堪。但是，经常修剪，就能成为一道悦目的风景。对于名利，只要取之有道，用之有道，利己惠人，它就不应该被看作心灵的枷锁。"

客人恍然。

法师不知道，来客是曼谷最享有盛名的娱乐大亨。此后，越来越多的香客来到寺院，寺院周围的灌木也一棵棵被修剪成各种形状。

我们花了很多时间争取财富，却少有时间享受；我们的房子越来越大，住在家里的人却越来越少；我们有很多食物，却无营养可言；我们征服了外面的世界，却对自己的内心世界一无所知。因为欲望，我们得到了很多，但失去的更多。

每个人都需要自我分析一下，哪些是合理的欲望，哪

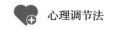

些是超出能力的过分的欲望，这样就可明确贪婪的对象与范围，预测贪婪带来的危害，从而修剪贪欲，控制贪欲，使自己在生活中从容不迫，游刃有余。

一个人赤条条来到这个世界上，还要赤条条地离开这个世界。你费尽心机，自己所能享受的却只有一屋、一床、一衣、一饭而已。

我们想生活得快活，就必须摆脱欲望的羁绊，懂得知足，学会奉献，保持平常心。当我们懂得知足时，一切贪婪和苦闷就会烟消雾散；当我们学会奉献时，就会享受到与人分享和实现自我的快乐；当我们保持平常心时，就会体会到真诚、和平、友善的幸福。

学会分享，杜绝吝啬

有的人重视财富，有的人重视声誉，还有的人重视情感。每个人都有自己心底最珍视的东西，怕它会突然之间消失，所以很多人都选择紧紧地抓住，绝不放手。只有抓住了，才会觉得安全；只要抓住了，才会觉得幸福。

可是，人世间有很多东西，就像手中的沙子，越是紧紧抓住不放，就越是容易失去，放开了，反而可能会收获更多。所以，前人不断地用自己的经验和教训告诉我们：不要吝啬，学会分享。

从前有个财主，家财万贯，是小镇上最富有的人，但他又是方圆百里最有名的吝啬鬼，还经常克扣工人的工资，工人们都对他恨之入骨。财主有个儿子，为人很善良，他总是偷偷拿家里的钱接济穷人。

有一天，儿子在施舍穷人饭菜时被财主看到了。财主当场和儿子吵了起来，并宣布将儿子逐出家门。回到家后，财主越想越生气，一下子晕倒了。醒来之后发现自己躺在床上，一动都不能动了。

工人们平时都恨透了财主，现在好不容易抓住机会，不但不给财主请大夫，还趁机奚落他，最后，带着财主所有的金银珠宝逃跑了。财主眼睁睁地看着自己一生的积蓄被人拿走却无可奈何，只得在床上号啕大哭起来。

儿子在大街上听说财主生病了，急忙回家。回到家中，只看到家中一片狼藉，到处都是灰尘，而财主则躺在床上不断地呻吟，嘴角因长期没有喝水都裂开了。财主看到儿子，回想起自己以前对儿子的所作所为，不禁流下了后悔的眼泪。

儿子想给财主治病，可是家里所有的钱都被工人抢走了，现在身无分文。那些经常接受财主儿子恩惠的穷人听说这件事后，一起筹集了十两银子给地主的儿子。财主看着这十两

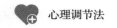

银子，又想到自己以前的种种行为，感到无地自容。

儿子用穷人集资的十两银子为财主请了大夫，渐渐地，财主身体开始好转，逐渐恢复了知觉。财主病好后，凭借自己的商业头脑开始重振家业，很快生活又变得富裕起来。

经过这件事后，财主一改往日的吝啬行径，开始热心于慈善事业，成了镇上有名的大善人。

故事讲了一个很浅显的道理：得道者多助，失道者寡助。吝啬的人对他人过于苛刻，他人或许平时不表现出来，但一有机会就会采取各种手段进行报复；而一个懂得分享的人会时时刻刻帮助别人，倘若他有什么事情，别人也会竭尽全力帮助他。

自古以来，吝啬的人从没有得到过好的下场。隋炀帝吝啬他的仁慈，结果民怨沸腾，全天下都要反他；葛朗台吝啬他的财富，搞得女儿与心爱的人从此天各一方，终究有缘无分。吝啬之人，往往伤害了周围的人，也伤害了自己。

不要吝啬你的微笑，它会给人以心灵的舒畅；不要吝啬你的爱心，它能拯救一只受伤小鸟的生命；不要吝啬你的关心，它能让你爱的人感觉到幸福；不要吝啬你的财富，它能让正在陷入困境的人看到生活的希望。生命中有很多的品质，我们找不到吝啬的理由，也许对你，只是小事一桩，但对他人，却是一辈子刻骨铭心的感动。

没有人可以离开他人成为这个世界上独立的个体，也没有人可以离开他人的帮助独自完成所有的事情。人与人之间需要相互帮助，彼此体谅，但在这之前，我们首先要学会分享。文成公主把自己的所有奉献给了西藏，终于把脚底那贫瘠的土地化为"冶金"的"锅炉"。吐蕃人民永远记住了她，记住了她俊俏的面庞，记住了她艰辛的步伐，记住了她伟大的身影。

天冷了，你可以享受阳光的温暖；受伤了，你可以享受亲人的呵护；生病了，你可以享受他人真诚的问候；心情烦闷了，你可以享受周围美丽的风景。我们时时刻刻在享受他人的恩泽，所以更没有理由去吝啬了。

懂得分享，就获得了一条爱的彩虹；懂得分享，就获得了一声爱的歌颂；懂得分享，就获得了一条爱的道路。正像托尔斯泰所说的："神奇的爱，使数学法则失去了平衡，两个人分担一个痛苦，只有一个痛苦；而两个人共享一个幸福，却有两个幸福。"

适可而止，贪婪只会让你坠入深渊

一只鸟，即使知道笼子里布满机关，也还是难逃美食的诱惑，抱着侥幸心理去冒险。人，为了金钱、权力和美色，常常会迷失本性，以身试法，落个抱憾终生的下场。人为财

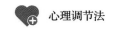

死，鸟为食亡，一切都只因贪婪二字。

一本书上曾经说过："有人的地方就会有贪婪。"的确，贪婪是深埋在心底的恶魔，只要给它一点机会，它就会飞快地成长，占领你的整个心灵。在贪婪的深渊面前，我们要保持理性，懂得控制自己，否则再往前迈出一步，就是地狱，是自我毁灭的深渊。

有这样一个故事：

从前，有一个人很穷，穷得家徒四壁，连床也买不起，只有一张长凳，他每天晚上就在长凳上睡觉。但这人很吝啬，他也知道自己的这个毛病，可就是改不了。

终于有一天他向佛祖祈祷："如果我发财了，我绝对不会像现在这样吝啬。"佛祖看他可怜，就给了他一个装钱的口袋，说："这个袋子里有一枚金币，当你把它拿出来以后，里面又会有一枚金币，但是在你想花钱的时候，只有把这个钱袋扔掉才能花钱。"

那个穷人得到钱袋后欣喜若狂，他不断地往外拿金币，整整一个晚上都没有合眼，地上到处都是金币。这一辈子就是什么也不做，这些钱也足他花的了。

他完全可以扔掉那个钱袋，可是每次当他决心扔掉钱袋的时候，都会舍不得。于是他就不吃不喝地一直往外拿金币，屋子里装满了金币。可是他还是对自己说："我不能把袋子扔了，钱还在源源不断地出，还是等钱更多一些的时候，再把袋子扔掉吧！"

到了最后，贪婪的他虚弱得再没有把钱从袋子里拿出来的力气了，但他还是不肯把袋子扔掉，最终死在了钱袋旁边，留下了满屋子的金币一枚也没有用。

贪婪是一种顽疾，我们总是在得到一些之后，还想着得到更多，进而成为贪婪的奴隶，任由其控制。当贪婪控制你的思想时，你忘了前人"贪婪是一切罪恶之源"的警告，为达目的不择手段，做出亲者痛仇者快的蠢事。因此，我们应当采取的态度是：远离贪婪，适可而止，知足者常乐。

放弃了玫瑰，你还有百合；放弃了小溪，还有大海；放弃了一棵树，还有整个森林。有时候，放弃是为了更好地拥有。倘若贪婪作祟，你痴心地想拥有所有，那百合会被玫瑰的刺刺伤，大海会将小溪淹没，森林会因为一棵树的燃烧而丧失整片绿色。

全球股神巴菲特创造了一个又一个的奇迹，赵丹阳花费211万美金只为与其共进一次晚餐。巴菲特到底有何过人之处？其实，股神的年平均收益率也就是30%左右，而且他也曾有过手中股票缩水一半的经历。但是股神和我们的区别在于，他克服了人性的弱点——贪婪，他不会因为股市一时的涨跌而贪婪地扩张自己的财富，而是坚守价值投资的理念，做到

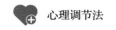

了在得失之间很好地收放。

伊索曾经说过："许多人想得到更多的东西，却把现在拥有的也失去了。"人生最大的苦恼，不在于拥有的太少，而在于向往的太多，于是我们到处奔波，终日忙忙碌碌，希望暂时的苦难可以换来最后的满足。但是，我们错过了沿途美丽的风景，等到追悔时，春天已过，为时晚矣。

我们终身追求的财富到最后只是过眼云烟，地位也会随时光而流逝，凡事适可而止，乞求的越多，得到的越少。保持一颗平常心，保持一份好心情，何乐而不为呢？

第三章
转换心情，让心可以自由飞翔

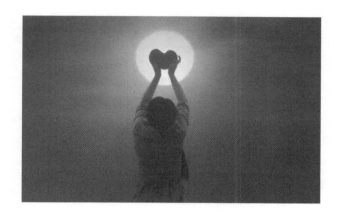

　　你是否在为每天的琐事而烦恼，是否在为每月的入不敷出而愁苦，是否在为找不到最知心的爱人而郁郁寡欢？可是你是否想到如果没有每天的油盐酱醋，也就没有一天天充实的生活；如果没有每月的支出要求，也就没有工作的动力。人生不可能事事都如意，时时都顺心，让心灵充满阳光，你就会开心生活每一天，阳光灿烂的日子里才能永远有你的笑脸。

调整心情，继续前行

有这样一个故事：一个囚犯在黑暗的监狱中被关了十几年，当他到了刑满释放的那天，他却自杀了，疑惑不解的人们最终在他留下的遗书里明白了他为什么选择死去。他说自己在黑暗中待了这么多年，已经不再习惯阳光下的感觉，他害怕出去，所以不如结束自己的生命。时刻面临生活、工作压力的人们就像关在城市这个大牢笼中的囚犯，在自己给自己制造的黑暗中痛苦挣扎，自己的心灵常常被压抑在看不见的黑匣子中，我们会觉得自己连呼吸都困难，整日像生活在巨石之下，这些心理感受也正是城市生活压力下的人们经常能感受到的。

当我们的心灵感受不到生命里的阳光时，我们整个人就会变得没有生气，但是只要你相信生命里的每个角落都可以看到的一米阳光，那么即便心灵正备受磨难、身体饱受苦难，我们也能变得坚强，去乐观面对生活。我们要用心底的阳光去打倒困难和压抑。就像心理学家指出的那样，每个人在遇到困难时都应该坚强和乐观，但是乐观的态度就像需要充电的太阳能

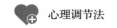

电池板一样，我们需要随时寻找阳光，给自己储蓄能量，让乐观的态度随时跟随自己。

人的一生不可能总是充满阳光，也会有风雨交加的时候，当我们的心灵被风雨袭击，我们更要有坚定等待阳光再次出现的决心。风雨之后，那七彩的光芒会带给心灵更多的力量。一个懂得让自己心灵常沐浴阳光的人，一定能够谱写出更加完美的人生。

罗维尔·汤马斯原本是个普通的演员，一次主演的影片让他出名了，在这部影片中还采用了他曾经在几处战事前线拍摄的纪实战争镜头。在这部电影引起轰动后，他在各地演讲并到访了好几个国家，然后他用了两年时间去准备拍摄一个新的有关自己在印度和阿富汗生活的影片。然而在准备工作就绪即将拍摄时，他却破产了。

他的日子突然变得艰难起来，每天汤马斯的钱只能够在街边小摊买点食物，而这些钱也是他的一个朋友资助他的，否则他连吃上一顿饱饭都很难。汤马斯对自己破产后的状况很失望，但他仍很自信。他知道如果把自己打入谷底，比什么打击都来得严重，所以只有自己保持心情的明媚，自己才能保有自己的价值。

后来，尽管他生活窘困，但他在出门前，总会买一朵花插在胸前，然后自信满满地上街。他的朋友甚至他的债主都对他充满敬佩。

汤马斯带着积极的心态继续他的人生旅程，勇敢的人不会被挫折和困难击倒，对汤马斯来说，挫折是人生中的必修课，是他继续奋斗的中转站。只要心里充满阳光，整个人生就会是生机勃勃的。对我们每个人来说，都有处在黑暗中的时候，当身处黑暗时，你就是自己的主宰者，自己的心灵由自己来掌控，心灵的阳光是存储在内心深处的能量，只要有继续拼搏的勇气，生活就能继续美好。

人们都希望自己的生活中能够多点快乐、少点痛苦，多点如意、少点不顺，但事实是人生在世不可能只有一帆风顺，面对挫折和痛苦，我们要保持一种平和的心境，给心灵一点阳光，整个人生才能焕发光彩。

在现实世界里，有些人活得很光彩，而有些人活得很黯然。生活得光彩鲜艳的人，生命里时刻都有阳光的陪伴，那些生活得不如意的人并不是因为他们的生命里没有阳光，而是他们自己把阳光遮挡了起来，就像用一扇窗子把所有的阳光挡在窗外，透过玻璃折射进来的光线根本不足以让他们积极地生活下去。生命本身就是一种心态，我们随时都要像灌溉花草一样去灌溉自己的心灵，让自己时刻保持乐观的心态，不要被各种不快影响了自己原有的好心情，没有人会真正了解你的需要，除了你自己。

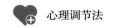

有句名言说得好："悲观的人先被自己打败，然后才被生活打败，乐观的人先战胜了自己，然后才去战胜生活。"自己才是自己最大的敌人。心理的黑暗比眼前的黑暗更令人毛骨悚然。眼睛看不见的人仍然可以拥有心灵的一片明媚，而内心一片漆黑的人就算眼前一片清晰，也找寻不到自己的幸福。

原来你可以不生气

有句名言说得好："即便有第一千次的跌倒，也要有第一千零一次的爬起来。"人生百年，总会遇到些坎坷，就如同哲学上的否定之否定定律一样，人生就是在困难—战胜困难—又遇困难—再次战胜困难的循环中度过的，是一个波浪式的前进。我们人生如意时就处在波峰，不如意时就处在波谷，但总体上是平衡的。但是俗话说，人生不如意之事十有八九，前人如此，我们也难以逃脱这一规律。

心理学家告诉我们："不管生活多么艰难，不管人生遭遇多少悲伤，不管我们面临多少困难，都要相信自己、相信明天，因为太阳依旧会在相同的地方升起，阳光依旧会照耀在我们身上，等待我们的依然是最明媚的一天！"

所以当艰难困苦、悲伤、难过等各种不如意来临时，我们不能被打败，要抬起头才能看到希望。就如同我们走进黑暗的隧道时，周围一片漆黑，倘若我们只是低着头，就可能永远止步不前，生活在黑暗中伤春悲秋。而只要我们肯抬起头向前看，就能看到隧道出口的那片光明，向着光明走，我们就能走出黑暗。

只要有希望，生活就不会给你绝望。没有什么事发生了都是必然的绝望。一位哲人曾说过：生命的意义就在于活着。我们每天都在不断地寻找、不断地向自己发问：我们活着的意义是什么？可是谁能想到答案就是这样一句简单的话——活着就是为了活着。

人要一往无前地生存下去，就要有活着的动力，这动力就是自己给自己的生存希望。心理学上讲，人本身就像一个大的加工厂，你把什么心情放进去，它就能加工出什么样的人生。由此可见，时刻保持一份好心情是很重要的，不管是对身体本身还是对自己的人生。只要能让心情时刻愉悦，做什么事都会有动力，生活也就有希望，不论遭受怎样的伤痛，我们都能击败困难，继续向前。

凡事不苛求，就不会过于失落

电影《十全九美》讲述了一个世界上没有十全十美的事

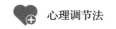

的故事，出身贵胄的皇上不理朝政只爱木匠活，出身名门的小姐被千万人爱慕却得不到自己想要的那颗心。世界上没有十全十美的事，太苛求完美反而容易让自己身心俱疲。

当我们想画一个正圆的时候却发现这个圆是那么难画，每次都觉得可能这里或那里出了问题，可越画越觉得没有上次画的好，最终也画不出自己想要的效果。其实在画圆的时候我们应该问问自己，这个圆是用来做什么的，如果只是用来做数学题，那大可不必纠结是否是正圆，如果是用以工程建筑，那我们应该用专业的圆规来画，手绘的图案无论如何也不会那么圆满，但不完美的圆依然能有它的用处，我们不必失落于圆的不完整，倘若太苛求完美，反而会因小失大，捡了芝麻，丢了西瓜。

在我们的日常生活中，很多烦恼都是我们自找的，是因为我们没能调整好自己的心态，而实际上，快乐就隐身于我们的心底，多和自己的心交流，我们就不会把自己弄得筋疲力尽，时刻保持乐观的心态，就不会太过关注那些不完美的事。善于开车的人不会把车开得太快，善于弹琴的人也不会把琴弦调得太紧，给自己的心灵少些束缚，自己的身体也会轻松很多。时刻保持乐观的心态，我们的下一步就会更加笃定，内心也更加坦然。

看看一年四季的不断变化，春天百花盛开，但是天气干燥；夏天绿树成荫，天气却很炎热；秋天既是丰收的季节，又是万物凋零的季节；冬天冷风刺骨，却有傲雪的梅花。尽管每个季节都有它令人不快的一面，但正是每个季节的这些宜人或不宜人的特点，构成了这个季节本身。

当我们认真去做某件事的时候，总想尽力把这件事做得更好，可我们越较真于这件事是否完美，越事倍功半。所谓"有心栽花花不开，无心插柳柳成荫"，你越执着于苛求完美，上帝越不将好运降临于你。

生活的完美在于生活的幸福，而幸福的生活源于每天快乐的点滴。快乐存在于一件件的小事当中，这些事不会那么完美，但却是普通生活的幸福小插曲。

有一个圆形的木料，它在被切去了一个大块的三角楔之后就被丢到了一边，它躲在角落里一直想着自己缺失的那一块，一直想找回完整的自己。它偷偷带着自己残缺不全的身体，慢慢滚动着去寻找那块三角楔。因为它滚动地慢，所以它可以慢慢地欣赏路边的风景，还可以沐浴在明媚的阳光下。它在路上发现了很多被人丢弃的不同形状的碎片，但都不是它自己的那部分，它只得继续寻找的旅程。突然有一天，这个圆发现了一个大小合适的三角楔，高兴地把那块三角楔安在自己身上，开始找一个安身之地。在它恢复成完整的圆之后，它能更快地滚动了，但是运动得越快，它发现周围的风景变得模糊，它再也不能欣赏风景、不能和路边的小虫聊天了。终

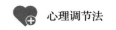

于，它在一块石头前面停了下来，恋恋不舍地放下了那块好不容易寻找来的三角楔，然后慢慢地上路了。

尽管我们有些时候有缺憾，但缺憾存在时可能比圆满的时候更美好。有缺憾的人生让我们在生活中多了一份动力，有时缺憾也是生活的点缀。花开总有花谢时，人生也总会有缺憾，我们的一生就像那个一直在寻找缺失的圆，当它以为自己可以完美时，才发现那不过是一种人生的负担，做一个残缺的圆反而可以得到更多。

残缺本身不是美的代名词，但是美都是从残缺中得来的，或者是跟残缺对比得来的。而所谓的完美只是相对完美，没有绝对的完美。维纳斯雕像正是因为缺了两条胳膊而成为美和神秘的化身；每月一次的全月正是因为有了残月的陪衬才显得更珍贵，而残缺的月牙也有极富诗意的美；断线的风筝虽然不再完整，但正是因为它挣脱了线的束缚才得到了自由。有了这些缺憾，也不失为一种相对的完美，不去苛求完美的人，才能活得更加轻松。

起床就对自己微笑，开启每一天的美好生活

今天你微笑了吗？每天醒来，这是你需要问自己的第一

个问题。

每个人都拥有对美好生活的期待，而只有期待却不去行动的人永远都尝不到幸福的滋味。

所谓一年之计在于春，一日之计在于晨，清晨是一天最明媚的开始。阳光温柔地洒在你的窗户上，轻轻地抚摸着你的眼睛，我们受到了阳光的呼唤而睁开眼睛，这是全新的一天。上帝赐予我们新的一天，那就让我们有一个新的开始吧。请醒来时对着镜子亮出自己最美的一个微笑，让这一天在微笑中开始，也会在微笑中结束，美好的一天向你招手，请开心地度过这一天吧。

常言道，态度决定一切。理想的生活是与你对生活的态度联系在一起的，如果你对生活微笑，生活就会对你微笑。微笑是人生的一大法宝，不管是遇到幸福之事还是不幸之事，微笑面对给你带来的都将更加美好。

我们每天可能面临很多大大小小的事，事情有好有坏，有难有易，有需要我们去解决的，有需要我们学会摆脱的，也许这样的生活就像歌里唱的那样，生活就是一团乱麻，需要我们一点一点去解开。解开这团乱麻需要足够的耐心，也要有一定的毅力，然而最重要的是有必胜的信念，这是希望所在，而微笑给人以力量，给人以希望。

懂得微笑面对一切的人，总能比不常微笑的人收获更

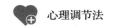

多，因为微笑是人类交流的无声语言，这个表情代表欢迎、接受和感谢，在社会交际中，微笑是你最好的名片。

有这样一个故事：

杰克是一名汽车推销员，一天一个客户来看车，杰克带领客户参观介绍了半天，客户还是没有非常满意，因此这笔生意没有做成。快月末了，如果自己的销量达不到一定的数量，工资就会减半，杰克为此一天都心情不好。当经理经过销售大厅时，看到杰克不开心的样子便问他发生了什么事，杰克讲述了自己所担心的事情，经理告诉他："杰克，我原来也是从推销员一步一步做起来的，我有一个法宝，那就是时刻保持微笑，作为一个推销员，对客户微笑是对客户的尊重，也体现了公司的形象，你可以试试看，微笑。"当再有客户来看车时，杰克就按经理讲的那样，在讲解的时候时刻保持微笑并热情洋溢，而这种态度不自觉地感染了潜在客户，杰克很快和客户达成协议。在接下来的几天里，杰克不仅完成了本月的销售任务，还成了本月的销售冠军，这一切都因为这一个简单的微笑。

后来杰克发觉自己和妻子的感情越来越平淡，他们平常忙碌于工作，难得有机会相互关心，杰克决定每天也要对妻子微笑，而妻子对杰克的微笑报以拥抱；杰克早上起来对自己微笑，他发现微笑可以让他一扫劳累。后来微笑时刻挂在杰克的脸上，他对物业的清洁工人微笑，对门口的保安微笑，对卖报的大爷微笑……经过一段时间，杰克注意到微笑给他带来了更多的收入，除此之外，还有更多的朋友。

简单的微笑，改变了杰克的生活。

给自己一个微笑，可以打动自己；给别人一个微笑，可以感动对方。微笑有着巨大的力量，就像杰克尝试的那样，微笑带给他财富、朋友和好心情。

世界上没有绝对不幸的事情，只有不肯微笑面对的心灵。每个人都渴盼美好的生活，然而除了命运的眷顾外，只有我们自己才是生活的操控者。要做一个掌控生活的舵手，我们需要微笑。

幸福并没有离我们太遥远，大多时候是我们不了解自己与幸福之间的距离有多远，也许只是一个微笑，一个不到一秒的距离。越花费时间去寻找所谓的幸福，可能幸福溜走得越快，就像一条鳗鱼一样，攥得越紧，滑走得越快。生活其实很简单，常常是人们把生活想得复杂了，想要美好的生活，我们只需把眼光停留在美好的事物上。如果你总是去关注那些对生活无益的令人烦恼的事情，就连微笑也帮不了你太多忙，不是发自内心的微笑，不会让你的生活改变太多。

生活对乐观的人来说总是美好的，乐观的人脸上常常保持着一种能让人产生共鸣的表情信号，那就是微笑。微笑

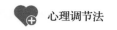

是一个人在社会中最好的名片，你会因为留下微笑而带走更多。

除了你自己，没有人可以让你不快乐

中医里讲究养生之道，其中心情的好坏和身体状况是直接挂钩的，所谓"怒伤肝，忧伤脾"，有很多关于百岁老人的采访，他们长寿的秘诀中重要的一条就是"不动怒"。快乐的生活能让我们更长寿，快乐也可以使伤口更快痊愈。现在医院里很多病症的治疗会采用心理疗法和音乐疗法，愉快的心情带给病人乐观的心态和更多的自信，人们有了对美好生活的希望，自然也就能更快地好起来了。

想想那些曾经让我们不开心的事吧，可能是在某一天和我们的父母吵架，也许是在哪天忘记了钥匙，也可能是起床时发现已经迟到了……可是不管我们是因为什么事情不开心，最终都要恢复到正常的生活状态，一段时间的不开心解决不了问题，所以为什么要用不开心来惩罚自己的身体呢？不如一笑而过，生气不仅惩罚了别人，也惩罚了自己。

如同一个人的人生是由他自己决定的一样，快乐或不快乐也是由自己掌握的。人们总说，真正的快乐是发自内心的，只有内心的愉悦才能让我们感到神清气爽，体会到工作的动力和人生的意义。人们表现出来的快乐的反应基本相同，但快乐的原因各有各的不同，由快乐而产生的每个人的具体情况也不相同，因此说来，快乐是每个人所持有的相同权利和不同结果。

古语道："独乐乐，而不如众乐乐。"是说独自欣赏优美的音乐，不如大家一起来欣赏的快乐多。一个人的快乐可以分享给其他人，一个人的不快也可以给周围的气氛蒙上一层阴影。人们都喜欢和乐观的人交朋友，如果你总是伤春悲秋、悲观失望，没人会想和你长期相处，因为每个人都想分享到一份快乐，而不是一份伤感。缺乏让自己快乐起来的能力的人，整天生活在自己给自己制造的阴影里，而懂得快乐的人，每天沐浴在充满阳光的日子里，欢笑声不断，自己快乐的同时还给别人带去欢乐，这种人是最容易接触，也是最容易成功的。

看看下面这个小故事，我们可以明白更多。

每个孩子都有一个自己的天使，凯蒂5岁了，她的天使奉上帝之命来给她送生日礼物。

凯蒂说想在自己20岁生日的时候得到一个男朋友，那个男孩的名字叫安迪，有一头浅黄色的卷发，一双深蓝色的眼睛，喜欢音乐，他们可以步入婚姻的殿堂并生下四个可爱的女孩，这几个女孩都具有音乐天赋。

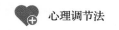

天使问："我给了你最想要的，你可以给我些什么呢？"

凯蒂说："你想得到什么呢？"

天使说："我要你的全部幸福。"

凯蒂说："我可以给你我一半的幸福。"

天使点了点头，然后飞走了。

在凯蒂20岁的时候，果真遇上了一个叫安迪的有着一头黄发和一双深蓝色眼睛的男孩，但是安迪是个画家，在他们结婚后生了四个孩子却都是男孩，这几个男孩都偏爱科学却不是艺术。

凯蒂30岁了，天使再一次来到凯蒂面前，凯蒂看到天使就开始哭诉，希望天使给她最想要的生活。

天使摇了摇头，说道："你只给了我一半的幸福，所以你也只能得到一半的幸福，这是你自己选择的。"然后就飞回了上帝身边。

天使未必可以帮你得到你最想要的生活，自己的快乐生活还是要自己来争取，就算你相信世界上有天使存在，可幸福还是自己的事情，生活的快乐是自己的好运。很多不快的事情往往是自己想得太多，就像贪婪的人总想得到太多一样，当我们越想得到更多快乐时，却常常得不到快乐，而当我们越不经意的时候，越能发现随处可拾的快乐。

快乐是掌控在你自己手中的，没有人可以让你不快乐，自己的心情可以自己把握。心理学上常讲心理暗示，每天问自己一句"我快乐吗"，然后给出一个肯定的答案，这样就能时刻提醒自己快乐是如影随形的，当你真正发现快乐的真谛时，生活就像给你打开了一扇窗，那窗户外面的风景全是美好。

将坏心情放出去，轻装上阵

你有没有偶尔觉得自己身上的包袱很重或者心里像积压了很多石头？这些都让你觉得喘不过气，在人生的道路上越走越困难。可是假如有一天你放下所有包袱，摒弃掉一切外界的干扰，你会感到从未有过的轻松。把不必要的包袱扔下，用适当的方法把心里沉积已久的怨气发泄出去，然后一身轻松地继续做该做的事情。

如果能够及时地把自己的不愉快心情发泄出去，就能更快地进入下一阶段健康快乐的生活。不要压抑自己的不良情绪，如果这种不好的情绪一直在心里残留下去，就像沼气一样能够让人中毒，这会给人在心理上形成巨大的压力。

热气球想飞得更高就要抛弃更多沙袋，风浪中的船想航行得更远，也要把笨重的货物扔掉。我们有很多负重的情

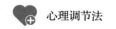

感，很多情况下舍不得放弃，可是只有把消极的情感扔掉，生活才更加美好。发泄，是清扫心理垃圾的一种方式。在心里满是杂物的时候，抽出一点空闲来倾倒垃圾也是必不可少的一件事。适度的发泄，是我们常常需要做的一件事，只是发泄也需要讲求时机，讲求找对倾诉的对象。

一位报社编辑在值夜班的时候接到一个电话，电话刚拿起来，一个中年妇女的声音就传了过来："您好，我要提供新闻线索！"记者看看表，已是深夜，以为有什么大事发生了，便急忙找来纸笔想要做记录。

电话那头说道："我的丈夫是个酒鬼，每天都和他的狐朋狗友在一起酗酒，现在肯定还在外面花天酒地，我怎么说他都不听……"

报社编辑听到这里打断道："您是想找您的丈夫回家吗？"

妇女并没有理会这位编辑的问题，而是继续她刚才的话说道："我们有四个孩子，他们从小到大都是我一个人拉扯大的，他一点力没出过，还说我整天待在家里，有这么四个孩子和一个不着家的丈夫我能做什么，光照看孩子就够我忙的了，他不但不理解、不补贴家用还反过来数落我。我的父母为我操碎了心，他逢年过节才去我父母家一次，连句感谢的话都不会说……"

编辑借着这个妇女喘息的空隙插了一句话："那您是打

算和他离婚吗？"

妇女顿了一下说道："谢谢您，我只是憋了太久，需要发泄一下，说出来就好了，我不能离婚，他还是四个孩子的父亲，我的孩子不能没有父亲。打扰您了，再见！"

电话那头没了声音，而编辑思考了良久，第二天他写了一篇文章，是关于把心底的垃圾发泄出来并为自己减压这方面的。

诉说是一种很好的减压方式，卸下心中的担子，才能大步轻松向前。每个人都可能遇到烦恼的事，在这时必须要找到一种合理的表达方式，既要能卸掉自己的包袱，又不能伤害到别人。发泄要在适当的时间、用适当的方式，在公共道德可以接受的范围内，万不能逾越法律的界限。现代人的压力越来越大，与此同时也出现了一些相应的减压方式，但这些方式负面效果的影响却大于正面效果，比如有人用自己来当别人的出气筒，有人去超市捏方便面，这些发泄方式都不是好办法。

清理自己心里的垃圾，是一个人追寻新生活的必要步骤，当我们采用恰当的方式来清理内心久存的污浊之气时，我们就能神清气爽地开始下一段人生旅程。

第四章
坚定意志，扫除一切忧郁和悲观

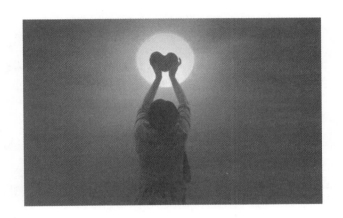

　　你是不是意志坚定的人？遇到问题时你被灰色情绪控制的概率有多大？灰色情绪就像毒品一样，它可以消磨你的意志，令你越陷越深，最后不仅伤害了自己，还伤害了亲人、朋友。我们要时刻警惕灰色情绪的杀伤力，一扫灰色情绪的阴霾，莫让灰色情绪笼罩我们晴朗蔚蓝的天空。

振奋自我，将悲观情绪从内心清扫出去

在人生中，悲观的情绪笼罩在生命中的各个阶段，年少有之，年长亦有之。可是，悲观是一种病态，一颗因生病而千疮百孔的心会使我们整个人没有丝毫的生气。每个人的内心深处都有一点悲观主义。有的人被悲观主义的阴影笼罩住，失去了行动的力量，在生活中处处被动。有的人则以行动抵御悲观主义，为生命争得了或大或小的地盘，掌握了生命的主动权。主动或被动，你选择让生命停靠在谁的岸边？

有一位年迈的父亲，他有两个非常可爱的双胞胎儿子，但哥哥是一个彻彻底底的悲观主义者，而弟弟则是一个简单的乐天派。

圣诞节前夕，父亲悄悄地把送给两个儿子的礼物挂在了各自的圣诞树上。第二天，哥哥与弟弟早早就起来了，他们迫不及待地跑向圣诞树，想看看圣诞老人会送给自己什么样的礼物。

哥哥的圣诞树上有很多礼物，一辆崭新的自行车，一把气枪，还有一个足球……哥哥一件一件地取下，却显得并不高

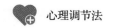

兴。父亲问他："这些礼物你都不喜欢吗？"哥哥指着自行车说："看吧，这辆自行车，我骑出去会非常高兴，但是如果撞到树上，就会把自己摔伤。还有这支气枪，如果我带出去玩，说不定会把邻居家的玻璃打碎，结果一定会招来一顿责骂。而这个足球，迟早会被我踢爆的。"父亲听后叹了口气，什么都没有说。

弟弟的圣诞树上只有一个纸包。当他打开纸包时，竟大笑起来，而且一边笑，一边在屋子里四处寻找。父亲问他："为何这般高兴？"他回答说："我的礼物是一包马粪，说明在我们家里一定有一匹小马驹。"最后，他真的在屋后找到了那匹小马驹。父亲也笑了："多么快乐的圣诞节啊！"

悲观和乐观，是两种完全不同的心态。而乐观者与悲观者的差别在于：乐观者在每次危难中都看到了机会，而悲观者在每个机会中都看到了危难。悲观者选择用悲伤的眼睛看这个世界，于是整个世界都是灰色的；乐观者选择用乐观的眼睛看这个世界，于是整个世界都是彩色的。乐观者看悲观者不解，悲观者看自己无奈，久而久之，双方都得出一个结论：悲观是一种病。

悲观者的目光总是专注在不可能做到的事情上，于是眼中处处都是不可能完成的事情；悲观的人总是把失败看成永久的、普遍的，如果某个目标失败，就会认定自己在所有的目标中都将失败；悲观的人倾向于把失败看成自身原因，认为自己要对失败负全部责任。悲观者越来越悲观，病情也越来越严重。

一位著名的政治家曾经说过："要想征服世界，首先要征服自己的悲观。"既然悲观是一种病，那就要及时医治，待到病入膏肓时，恐怕就来不及了。

我想悲观者最大的病症就在于自己悲观的情绪太重，要克服悲观情绪对悲观者的影响，首先要改变他们的思维方式，转变他们看待事情的角度。

悲观者看到一个破碗会想："这个碗很漂亮，可惜破了一个洞。"此时，悲观者可以反过来想："这个碗虽然破了一个洞，但还是很漂亮！"悲观者面对太阳可能会这样说："早晨的旭日，黄昏变成了残阳。"变换一下角度，悲观者可以从另一个角度去想："今天的落日明早依然是一轮朝阳。"如此一来，心情不同，心境不同，那心态自然也不同。变换一种思维，多看看事物积极的方面，也许从此就不再悲观了。

中国当代著名作家、哲学家周国平曾说过："悲观主义是一条绝路，冥思苦想人生的虚无，想一辈子也还是那么一回事，绝不会有柳暗花明的一天，反而窒息了生命的乐趣。不如把这个虚无放到括号里，集中精力做好人生的正面文章。每个人只有一个人生，世人心目中值得向往的东西，无论成功还是

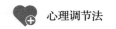

幸福，今生得不到，就永无得到的希望了，何不以紧迫的心情和执着的努力，把这一切追到手再说？"

既然在悲观者眼中生活处处是失败，那人生还有什么希望可言呢？人生最坏的结局也不过如此，何不竭尽全力拼一次，或许生活还有转机。

其实，任何人都没有悲观的权利，因为没有人是单独的个体，每个人身上都承载着父母的期盼，伴侣的依靠，子女的敬仰。我们已经置身于人生的赛场上，摔倒了，也要勇敢地爬起来。这个赛场不允许我们生病，就像失火时不允许恐惧黑暗，战场上不允许恐惧死亡，我们需要做的，就是摆脱悲观的困扰，健健康康、神采奕奕地进行人生的博弈。

百折不挠，你总会找到出路

生活总是丢给我们一个又一个难题，在经历一次又一次的打击之后，我们总是向上帝祈祷，希望以后的路可以一帆风顺，再也不要发生什么可怕的事情了。

实际上，"天无绝人之路"，生活在给予我们磨难的同时，也给了我们解决问题的能力和机会。要想成功，只要坚信世界上没有什么可怕的事，坚信冬过春来的真理，不抛弃，不放弃，就一定会迎来属于自己的成功。著名的心理学大师卡耐基经常提醒自己的一句箴言就是："我想赢，我一定能赢。"结果他就赢了。

有一位农村妇女，18岁结婚，26岁赶上日本侵略中国，她不得不带着两个女儿一个儿子东躲西藏。有一次，儿子和女儿受不了这种暗无天日的折磨，想要自尽，她心疼地告诉孩子们："世界上没有什么可怕的事，只要我们坚强地活下去，将来就一定能过上好日子。"

抗战终于胜利了，日本鬼子也被赶出了中国，可是她的儿子却在炮火连天的岁月里，由于缺医少药，患病夭折了。丈夫受不了打击，整日躺在床上不吃不喝，她流着泪对丈夫说："咱们的命苦，不过再苦咱也得过啊，儿子没了咱再生一个，苦日子总会熬到头的。"

刚刚生了儿子，她的丈夫又患水肿病离开了人世。在这个巨大的打击下，她很长时间都没回过神来，但看着自己的孩子，她知道自己不能就这样倒下去。她把3个未成年的孩子揽到怀里，对他们说："爹死了，娘还在呢。有娘在，你们就别怕。"

她含辛茹苦地把孩子一个个拉扯大，生活也慢慢好转了。两个女儿出嫁，儿子也结婚了。她逢人便乐呵呵地说："我就说嘛，世界上没有什么可怕的事，现在生活多

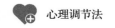

好啊。"

她年纪大了，不能下地干活，就在家纳鞋底，做衣服，缝缝补补。可是，上苍似乎并不眷顾这位一生波折的妇女，她在照看自己的孙子时不小心摔断了腿。由于年纪太大不能做手术，只能躺在床上。她的儿女们在她床边痛哭流涕，她却说："哭什么？我还活着呢。"

即便下不了床，她也没有怨天尤人，而是坐在炕上做针线活。她会织围巾、会绣花、会编手工艺品，左邻右舍都夸她手艺好，前来跟她学艺。

她活到86岁，临终前，她对儿女们说："都要好好过啊，世界上没有什么可怕的事情……"

多么坚强的妇女啊！现实生活中，有多少人为工作不顺而怨天尤人，有多少人因情路坎坷而郁郁寡欢，又有多少人因家庭失和而寻死觅活。想想这个饱经磨难却无比乐观的妇女，你是否有所感悟？

的确，世界上真的没有什么可怕的事，当各种挫折横挡在你的人生路上的时候，咬咬牙，你就会看到新的曙光正在向你招手，一切困难都会成为过去。

司马迁被汉武帝处以宫刑，从此被剥夺了做男人的权利，但他并没有因此而自暴自弃，而是继续发愤著书，最终以《史记》名流千古；爱迪生一生只读过3个月的小学，但他并没有因此而埋天怨地，而是刻苦钻研，发明无数，名垂千古。

世界上有哪位成功人士没有经历过人生的低谷，没有被现实打压得喘不过气来？即便如此，他们还是选择坚强地面对，选择以自己的实际行动向老天表示不满和抗议。在他们的坚强不屈面前，神灵为之动容，天地为之汗颜，万物为之失色。

面对世间可怕之事，唯有保持乐观积极的心态，永不放弃，才能克服。戴高乐曾经说："困难，特别吸引坚强的人，因为他只有在拥抱困难时，才会真正认识自己。"困难越多，危险越大，我们通过战胜困难和危险获得的成功也就越大。坚持了，挺过了，成功了，最后你就会感悟到：世界上真的没有什么可怕的事。

人的承受能力，其实远远超过我们的想象，不到关键时刻，我们永远不会知道自己到底能承载多少可怕的事。人也总是在遭遇一次重创之后，才会幡然醒悟，重新认识自己的坚强和坚忍。那些可怕的事，不一定会把你拉进地狱，让你饱受折磨，也许它还会把你引入天堂，给你幸福快乐。

人生的大智慧，就是忍受、接受、消化我们必须忍受的，改造我们能够改造的。总之一句话：世界上没有可怕的事，只有可怕的人。

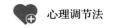

珍惜时间，为目标而奋斗

不知你是否空虚过？空虚得前途茫茫，空虚得不知道所以，常怨天尤人地说没抓住机遇，没把握时机，没揪住青春的尾巴……我们在空虚中徒伤悲，在空虚时话年华，在空虚里做美梦。

空虚时，好似心被掏干了一样，自己好像活着，又好像死了。这种感觉折磨得人死去活来，有没有什么方法可以治愈呢？

有个女孩失恋了，曾经那个发誓要爱她到天长地久、海枯石烂的男孩变心了。看着那个男孩牵着别的女孩的手，她的心竟一点都不觉得疼，只是觉得很空，空得不知道自己该做些什么，自己又能做什么。

她整日在宿舍里睡觉、看小说、上网，啃噬着空虚的滋味。有时，深夜醒来，看着宿舍的天花板，她感觉自己被空虚折磨得就要窒息了。

好友看不下去了，劝她说："你不能这样啊，这样会把自己毁掉的。你声音那么好听，现在学校广播站正在招聘广播员，你不如去试试吧！"

反正没事做，又实在无聊，她就去了，很意外，她竟被录取了。

坐在话筒前的一刹那，她立刻就爱上了这种感觉，那一刻，她发誓自己一定要成为一名出色的播音员。从此，伴着缓缓的音乐，一篇篇美妙的文章，一首首动听的小诗，通过她温柔、美妙的声音传递到了全校师生的耳朵里，而这位有着甜美声音的播音员也成为大家茶余饭后的热门话题。

而业余时间里，她整天泡在图书馆或自习室，准备考取一所名牌大学播音系的研究生。时间每分每秒都很珍贵，她也不再觉得空虚了。

功夫不负有心人，付出也有了收获，一年之后，她如愿拿到了研究生录取通知书，跨进了理想的大门。

后来，有学弟学妹找她传授经验，她只是淡淡地说："远离空虚，为自己寻找一个目标！"

很多人都有过和女孩类似的经历。失恋了，就给自己永远做不完的工作，每天工作12个小时以上，让大脑没有时间去回想和自己曾经的恋人有关的事情，想以此来麻痹自己。的确，有的人长时间不去想这件事之后，心就慢慢地不痛了，伤口也会在不知不觉中愈合。这样虽不能彻底治愈心中的伤，却可以让人暂时忘却伤痛。

同样的道理，空虚通常只会敲响那些整日无所事事，精神世界匮乏的人的心门，而且它有欺软怕硬之嫌，你越想远离它，它就越会紧紧抓住你不放。想要摆脱空虚的人生，就学学

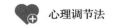

这个女孩，为自己寻找一个目标吧，这是最直接有效的方式。

有人说人生如梦，有人说人生如戏，有人说人生短暂……这些人无非是在告诉我们，人生短暂，要好好把握。每个人心中都有自己美好的奋斗目标。有人追求名利，有人追求权力，有人追求名誉、爱情、友情和道义。有的人庸俗，有的人高雅，有的功成名就并名垂青史，有的头破血流却一事无成，但是他们不会后悔！因为他们勇敢地为自己心中的目标奋斗，生活充实，从来都不空虚。

也许你会问："目标在哪里？"那你何不问问自己的内心，你最喜欢什么，最想要什么，等到了生命尽头的时候，你完成了哪件事情才不会觉得后悔？

坚定了自己的目标之后，你就会计划好人生的每一步该怎样走，每一天的时间该怎样利用，你会战胜人性中的懒惰，起早贪黑，拼死拼活，永不放弃。而倾注全部精力只为完成一件事情的你，早已忘记了空虚为何物，只顾着尽情燃烧青春，享受生命的灿烂和辉煌。

人的生命只有一次，在人生的舞台上，我们应该尽情歌唱，尽情挥洒；人的心是鲜红的血色，任何灰暗的颜色都有可能令它窒息。所以，为自己寻找一个目标，切莫让空虚陪你度日，只有在追寻目标的路上，你才能尽情地演绎，自如地挥洒。

拒绝消沉，积极主动才能远离失败

从前，有一位赫赫有名的将军，他攻无不克，战无不胜，是战场上有名的常胜将军，敌人只要一听到他的名字就会闻风丧胆，不战而逃。

然而，在一次作战时，他丢失了自己的宝剑。那把宝剑是他的父亲留给他的，据说只要有这把宝剑，就永远不会战败，这也是这位将军至今没有战败过的原因。战场上的他一心只想着宝剑，无心迎敌，几个回合下来，竟被打下了战马。

常胜将军竟然败了，战场一片哗然。

经过那一战之后，将军变得非常消沉，整日郁郁寡欢，也无心练兵。属下的将士知道宝剑丢失之后，派出一支队伍终日寻找，最后终于在战场附近的草丛里找到了宝剑。

将士将宝剑还给将军，以为将军可以重新振作起来。然而看到失而复得的宝剑，将军并没有十分高兴，他认为宝剑的丢失是天意，是上天要收回他常胜将军的荣誉。

在接下来的战争中，即使有宝剑相助，将军还是无法摆脱上次战败的阴影，节节败退。最后，将军只得向朝廷呈上奏折，要求告老还乡。

回到家乡之后，原本意气风发的将军越来越消沉，不久就得了一场大病。子女要请大夫医治，但将军不准，他对子女

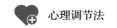

说："我在战场上败了，再也不是常胜将军了，这样的我活在这个世界上也没有意义了，还不如早死的好。"最后，将军不治而亡。

这个世上没有永远的赢家，失败是很正常的事。一次的失败并不能说明什么，只要以此为警钟，那成功就指日可待。但是如果因为一次的失败而消沉、郁闷，甚至堕落，那么失败就将成为我们的终结点，成为永恒。我想，如果这位将军能够走出那次失败对他造成的影响，调整好心态，重回战场，肯定能够重夺常胜将军的称号。

人生不如意之事十之八九，世界上有太多悲惨的命运，我们同情他们，我们感叹世界不公，但我们最后必须承认：人，是自己命运的主宰者。

路边的乞丐没有爱情，没有财富，然而我们却经常听到他们肆无忌惮的高歌；老爷爷在街头拉着二胡，像弹棉花一样发出可怕的声响，然而我们却经常看到他在老奶奶身旁泰然自若的神情；铁皮房里一家四口挤在一起看电视，前面只有一台古老的黑白电视机，然而我们却可以感受到他们苦中作乐的小小幸福。

世界上到处都有不幸，失败的人选择在不幸中一直消沉，然后不停地重复不幸的故事，让生命永远定格在失败之处。当然，也有人选择让消沉到此为止，在困境中不断拼搏，为自己的人生杀出一条血路。

孟子曰："天将降大任于是人也，必先苦其心志，劳其筋骨，饿其体肤，空乏其身。"任何人，要担当天下大任，成就千秋伟业，就必须经历各种苦难，即使在人生最低谷之时也要斗志昂扬地去迎接重大责任。

世界上没有永远失败的人，只有永远沮丧的人。上天给了我们机会去追求理想，改变命运，但如果有人相信自己一定会失败，打算在沮丧中度过一生，那他在临死的时候，就肯定是一个彻彻底底的失败者。

没有人希望自己是一个失败者，所以我们的人生不该有沮丧这种情绪。如果你现在正在沮丧着，那就将它狠狠地抛弃，重新振作，重新来过，不要让沮丧造就你永远的失败。

摆正自我，拒绝自恋

每个人多多少少都会有一些自恋，但有些人有严重的自恋情结。适当的自恋确实无伤大雅，但过度的自恋就会害人害己。自恋的人通常以自我为中心，认为自己就是宇宙的核心，所有人都要围着他转。试问，谁会欣赏这样的人，谁会和这样的人做朋友，谁又敢对这样的人委以重任？

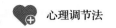

每个人都有自己的位置，在怎样的位置上，就要做怎样的人。如果不摆正自己的位置，那就意味着要经历一段曲折的人生。而陷入自恋中的人，通常会在自己的人生轨迹上摇摆不定。

从前，有一个少年长得非常英俊，据说任何少女只要看到他就会情不自禁地爱上他。这位少年也认为自己的相貌天下第一，世间没有女子可以与他匹配。于是，他拒绝了所有为他倾心的女子。

有一位女孩，长得十分美丽，见到这位少年后也不可遏止地爱上了他。可惜这个女孩从小就患有语言障碍，不能说话，只能重复别人语言的最后三个字。

女孩整日跟在少年身后，听他说话，看他走动，捕捉来自他的任何气息。她是如此迷恋于他，以至于忘记了自己是谁，要做什么。少年察觉以后，问道："你是不是喜欢我？"女孩急忙回应："喜欢我？"少年有些不耐烦地说："请你走开，我绝对不会让你占有我。"女孩很着急，但也只能说出三个字："占有我。"

少年听到这三个字，顿时不屑地一瞥，高傲地转身，像躲避瘟疫一样匆匆离去。

女孩悲痛欲绝，后悔自己说出的话，但依然没有办法表白。她终日以泪洗面，沉浸在无果的爱情和绵长的相思之中，导致最后香消玉殒。

后来，国家发生了战争，少年被应征入伍。离开的那一天，许多女孩子前来送行，叮嘱他在战场上要小心。少年自信地回答众人："放心，像我这么好的容貌，即使在战场上，也不会有人舍得伤害我分毫。"

一日，敌军来袭，所有的将士都急忙穿上盔甲出门奋勇杀敌，只有少年照旧穿着自己最漂亮的衣服在战场中一动不动。在他眼中，除了自己的美貌，任何事都无关紧要。

突然，一支箭射来，穿透了少年的心脏。少年应声倒下，血透过伤口不停地往外流，直至模糊了少年英俊的脸。

多么自恋的一个少年啊，以为自己长得帅，就那样无情地伤害了痴心的少女，最后居然天真地以为可以凭借自己的容貌逃避战争的危险。战场上不是你死就是我亡，谁会在乎你长得是不是英俊呢？有的人死于无知，有的人死于无能，而这个少年，却货真价实地死于自恋。

20世纪70年代，美国曾在100万个年轻人中，做过一次心理测试，测试的内容是：让每个人对自己的才能打分，看他们的素质在多少人之上并用百分比表示。结果70%的测试者认为自己的才能比90%的人都高；25%的测试者认为他们百里挑一，也就是说，他们是属于人群中那1%最有才华的人。

看到这个结果，我们不禁要问："世界上平庸的人都跑

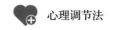

到哪儿去了？"可见，世界上大部分人都是自恋的，即使是平庸的人也有自恋情结。或许有些人会说："自恋就自恋吧，反正又不会伤害到什么人。"真的是这样吗？

如果你是一个普通员工，那自恋就可能导致你的不思进取，从而使自己陷入失业的困境；如果你是一个管理者，那自恋就可能导致你的独断专行，从而使公司遭受破产的厄运。这时候，你还能说自恋没有造成伤害吗？自恋伤害到你身边人的可能性只有50%，而伤害到你自己的可能性却是100%。在生活中，每个人都会自食自恋的恶果，所以每个人都要切记：抛开自恋，摆正自己的位置。

作为员工的你，要摆正自己员工的位置，明白自己只是一个打工者，能力不够或傲慢无礼都会被老板炒鱿鱼；而作为老板的你，要懂得高处不胜寒的道理，你的每个决定都关系着公司的成败兴亡。

抛开自恋其实一点都不难，只要立足于客观的土壤，播下理智、公正的种子，那生活就一定能开出最美最香的花朵，你也可以在花朵的芬芳之中，稳坐你的位置，终身不倒。

控制愤怒，发怒前请先深吸一口气

愤怒，容易使自己丧失理智，是铸成大错的罪魁祸首。一个不善于"制怒"的人，常常会因为不考虑时间、场合、对象，胡乱地发泄愤怒而给自己惹来不少麻烦，轻则得罪同事、家人，重则导致丢饭碗、离婚等不良后果。

我们也知道愤怒不好，也希望自己能平息心中的愤怒变成一个和蔼可亲的人，所以当事情来临时，我们就拼命地告诉自己：要冷静，不要愤怒。但很多时候，一切努力都是徒劳，无济于事。

人何苦要愤怒？愤怒其实就是一股气，是别人吐出而你会接到的东西。你吞下它会反胃，但如果你不看它，便会消散。

贝尔太太是小镇出了名的脾气坏，特别喜欢为一些琐碎的小事生气。她也知道自己这样不好，便去向一位牧师请教该如何平息自己心中的愤怒。

牧师听了她的讲述，一言不发地把她领到一间屋子中，落锁而去。

贝尔太太气得跳脚大骂，骂了许久，牧师也不理会。于是贝尔太太又开始哀求，牧师仍置若罔闻。最后，贝尔太太终于沉默了，牧师来到门外，问她："你还生气吗？"

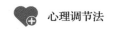

贝尔太太说："我只为我自己生气，我怎么会到这地方来受这份罪？"

"连自己都不原谅的人怎么能心如止水？"牧师拂袖而去。

过了一会儿，牧师又问她："还生气吗？"

"不生气了。"贝尔太太说。

"为什么？"

"气也没有办法呀。"

"你的气并未消逝，还压在心里，爆发后将会更加剧烈。"牧师又离开了。

牧师第三次来到门前，贝尔太太告诉他："我不生气了，因为不值得气。"

"还知道值不值得，可见心中还有衡量，还是有气根。"牧师笑道。

当牧师的身影迎着夕阳立在门外时，贝尔太太问牧师："牧师，什么是气？"

牧师将手中的水倾洒于地。贝尔太太视之良久，顿悟。

在你的生命中是否也曾经遇到因愤怒而失去控制、失去理智的时候？是否有想控制愤怒最后却又失败的时候？很多人都视愤怒为人生的大敌，想尽一切办法将其扼杀在摇篮里。其实，消除愤怒的方法很简单，就像牧师将水倾洒于地一样，我们只要将它清出我们的身体就可以。

我们都曾尝试过在脾气爆发之前深吸一口气，以此来化解心中的愤怒。科学证明，虽然深吸一口气并不能完全消除人身上的怒气，但它有助于提高人的理智，为人的愤怒做一个缓冲，给人以思考的空间。

我们都知道愤怒所能引起的严重后果，所以，如果你再遇到烦心的事，不妨深吸一口气，好好想想自己是不是该生气，愤怒会对你的身体造成什么样的危害，愤怒是不是符合自己的形象？然后做出一个无怨无悔的决定。

愤怒时，请深吸一口气，在内心衡量一下后果。愤怒爆发的结果，有些我们可以承受，有些我们承受不起。如果不能承受，就请压一压心中的怒气，将自己升华为一个有理智、有豁达气度的人。也许，这样你就能控制住自己的心境，免受愤怒为你带来的不利影响。

愤怒时，请深吸一口气，从别人的角度思考一下问题。人们在处理问题时，大都比较关注自己的利益，当自己的利益受损时，就会极度愤怒。但如果我们站在他人的角度看待问题，你也许会发现对方其实并没有什么过错，他的做法无可厚非。也许，此时你就会理解对方，平息愤怒，心平气和地和对方将事情说清楚，而对方也会因为你友好的态度而对你友好。

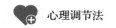

愤怒时，请深吸一口气，试图转移一下自己的注意力。心理学知识告诉我们：人在愤怒时，往往会在大脑皮层形成一个强烈的兴奋点，造成一时的"意识狭窄"。这种有害的兴奋会进一步扩散升级，引发激烈冲突，造成不堪设想的后果。愤怒时转移注意力，可以理智地转移兴奋点，进而防止冲突发生。

想想生活中高兴的事，我们曾经和小朋友一起嬉戏，曾经和爸爸妈妈一起去游乐园，曾经与自己的初恋情人手拉手憧憬将来美好的生活。生活如此美妙，我们为什么要让愤怒来破坏这种美好呢？深吸一口气，默默地告诉自己不要生气，然后将愤怒平息。

第五章
心理自助，学会在苦难中振翅飞翔

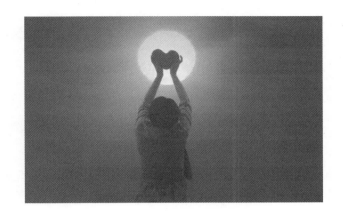

　　生命就像一个万花筒，每一天转一次，因此我们遇到的也总是不同的生活。很多时候，我们不能改变天气，但能改变心情；不能改变厄运，但能拥有积极的心态。其实，生命总是美好的，不管遇到的是什么，心态最重要，不骄不躁、不卑不亢、勇敢坚定、自信自强、实事求是，始终以平和的心态面对，你就会发现，生活和命运并不能改变我们的人生，因为我们的命运掌握在自己手中，正如我们的心不能被人拿走一样，积极乐观地面对、诚实踏实地生活，你会发现你的万花筒每天都会带来不一样的精彩！

我的人生我做主，掌控自己的人生

每个人从呱呱坠地开始，就面临着很多选择：小到吃什么、穿什么颜色的衣服，大到学业、人生的定向。人们总是站在选择的十字路口，踌躇着该朝哪个方向前进，这个时候，就是需要人们内心做决定的时候。在决定自己要做什么的时候，人们通常在十字路口徘徊很久。家人的建议、朋友的劝告，还有自己内心的不确定，使得人们迟迟做不了决定，甚至害怕自己做决定，凡事都希望别人拿主意。于是乎，人们总是徘徊在出发点的门前，将犹豫埋藏一直伴随成年，究其原因，或许是担心失败时自己不能能言善辩，亦或许是面对失落感时无法气定神闲，又或者是决定错误时无法承担事情的后果。因此，在生活、工作中，我们要学会自己做决定，更要勇于做决定。

有个小孩儿外出玩耍，经过一棵大树时，突然有什么东西掉在了他的头上。他伸手一抓，原来是个鸟巢。他怕鸟粪弄脏了衣服，于是赶紧用手一拨，却从里面滚出了一只嗷嗷待哺的小麻雀。他很喜欢它，于是决定把它带回去喂养，连鸟巢也

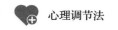

一起带回了家。

小孩儿走到家门口，忽然想起妈妈不允许他在家里养小动物。所以，他轻轻地把小麻雀放在门边，匆忙走进屋内，请求妈妈允许。

在他的苦苦哀求下，妈妈破例答应了儿子的请求。小孩儿兴奋地跑到门边，不料，小麻雀不见了，一只黑猫正在那里意犹未尽地擦拭着嘴巴。小孩儿为此伤心了好久。

这个小孩儿就是后来的华裔电脑名人王安博士。

这件事给了王安终身受益的教训：只要是自己认为对的事情，绝不可优柔寡断。不能做决定的人，固然没有做错事的机会，但也失去了成功的机遇。

我们应该勇于自己做出决定，也许我们的决定有可能是错的，但你是你自己，每个人都要学会承担属于自己的失败，而不能让别人为你承担责任。如果你把决定权交给别人，就可能受困于别人的成就，或者自己也会变得不愉快。

我们的命运掌握在自己的手里，在每一个选择的十字路口，你可以选择真正属于你自己的命运，只要你愿意，你的人生完全可以自己做主。你可以选择一切，包括你的心情、你的快乐、你的爱情、你的事业、你的朋友。

1973年，比尔·盖茨考进了哈佛大学。他和史蒂夫·鲍尔默结成了好朋友。在哈佛的时候，盖茨为第一台微型计算机——MITS Altair开发了BASIC编程语言的一个版本。

在大学三年级的时候，盖茨毅然决定退学，他离开了哈佛并把全部精力投入到与他孩提时代的好友保罗·艾伦在1975年创建的微软公司中。在计算机将成为每个家庭、每个办公室中最重要的工具这样信念的引导下，他们开始为个人计算机开发软件。盖茨的远见卓识以及他对个人计算机的先见之明成为微软和软件产业成功的关键。在盖茨的领导下，微软持续地改进软件技术，使软件更加易用、更省钱和更富于乐趣。

1995年到2007年的《福布斯》全球亿万富翁排行榜中，比尔·盖茨连续13年蝉联世界首富。

如果比尔·盖茨当时没有做出退学的决定，那么现在他可能只是一个哈佛大学的毕业生，而不是作为一个世界首富出现在世界《福布斯》排行榜上。正是因为他在人生选择的十字路口，勇于自己做出决定，并愿意为自己做出的决定承担责任，所以才获得了巨大的成功。当然，每一个选择的背后都有一个需要承担的后果，比尔·盖茨也会想到自己的选择有可能导致的后果，但是在选择的时候，他还是勇敢地做出退学的决定。

没有任何其他的方法可以帮助你改变自己，除非你勇于

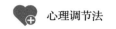

决定你自己，你或许有过一段时间的失败或痛苦，但这并不表示你的未来没有希望，只要我们对自己负起责任，不把决定权给别人，你的未来依然在你手中。

有压力才有动力，压力来临时不必太紧张

生活在21世纪的人们，整天面对的是车水马龙、高标准、高节奏的世界，压力因此而生。每个人每天为了生计不停奔波劳碌，挤公交车、吃快餐已经成为生活的一部分。如此快节奏的生活，还有来自工作的压力，就会导致心理紧张，在心理学上这被称为"齐加尼克效应。""齐加尼克效应"就是指因工作压力导致的心理上的紧张状态。它源于法国心理学家齐加尼克曾经做过的一次很有意义的实验：

他将受试者分为两组，让他们去完成20项工作。其间，齐加尼克对一组受试者进行干预，使他们未能完成任务，而另一组则让他们顺利完成全部工作。实验得到不同的结果。虽然所有受试者接受任务时都显现一种紧张状态，但顺利完成任务者，紧张状态随之消失：而未能完成任务者，紧张状态持续存在，他们的思绪总是被那些未能完成的工作所困扰，心理上的压力难以消失。

齐加尼克效应告诉我们：一个人在接受一项工作时，就会产生一定的紧张心理，只有任务完成，紧张才会解除。如果任务没有完成，则紧张持续不变。

　　在这个科学技术高速发展的时代，信息化、高速化已经成为当代的新名词。上班族大多数是脑力劳动者，由于工作压力大，心理负荷也日益加重。特别是以大脑的积极思维为主的脑力活动，一般不受任何时间的限制，因此紧张也是一直持续存在的。

　　平时在工作中，因为上班时间有限所以常常是下班回到家里，脑子里还是工作上的事情，大脑还在思考问题，这样一来，大脑并没有得到休息。像作家往往是超负荷完成一天的写作之后，睡觉的时候大脑还得不到休息，继续构思着小说的结构、情节；而工程师在白天正常上班时间之外，仍然会考虑设计图的问题。诸如此类的还有报刊的编辑、医务人员、科研人员等，一些没有解决的问题或者是未完成的工作一直困扰着他们。

　　工作中有一些适当的压力是很正常的，称之为良性的压力，它会让人们振作起来。但往往更多的是来自人们感到自己无力控制的压力，则会导致齐加尼克效应，使人们更加疲劳。面对工作中的压力，如果过于紧张使得精神负担过重，会引起神经衰弱。神经衰弱是由于大脑的兴奋和抑制功能失

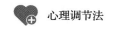

调，导致精神活动能力减弱，以易兴奋和迅速疲劳为特征，其表现形式为头痛、头昏、失眠、多梦、记忆力衰退、精神不振等。如果对快节奏的工作处理不当或不能适应，则容易产生紧迫感、压力感和焦虑感，时间久了还会诱发身心疾病。

正如学生必须面对考试一样，我们每个人都必须追求成功。那么，应该怎样去追求才能效率更高，才能不再痛苦，而最终变成一种人生享受呢？怀俄明州威尔逊市的杰克逊·霍尔压力医学学会行为医学主任布鲁斯·门罗认为，克服齐加尼克效应的诀窍在于找到一种办法，让人们感到自己拥有某种程度的控制力，尽管目前实际上是不可能加以控制的。有时候，这意味着需要人为制造控制，比如走到盥洗室里冲厕所。这种行为或者其他看起来毫无意义的类似行为，能够打破持续不断的齐加尼克效应的循环，使得当前应激物所产生的影响分流到其他事务中。此类手段有助于将压力导向可承受的水平，在这个水平上，人们获得控制感，将不良压力转为良性压力。

我们整天生活在高科技和信息化的时代，所面对的压力大多是在正常范围内的，那些正常的压力会成为人生路上的动力，让我们的生活愈加有活力。所以，面对这些压力，我们不必过于紧张，把握好自己的心态，正确面对，让压力变成生活的动力。

勇者无畏，克服对他人的恐惧

　　生活中常常会遇到陌生人，或者去一个陌生的地方，人们对于未知的人、未知的世界充满着好奇，同时，人们也充满了恐惧。事实上，人们对他人所产生的恐惧常常源于自己心中的胆怯。只要努力克服了自己内心的畏怯，不对他人感到恐惧，那么成功就会向你招手。

　　琼斯是明星报的年轻记者，见人做事多少还显得羞怯怕生。

　　有一天，报社新闻采访部的上司交给琼斯一项任务："你去采访一下大法官布兰代斯吧？"

　　琼斯大吃一惊，说道："要我去采访大法官布兰代斯？人家根本就不认识我，又怎么肯单独来接见我呢？"

　　"你不去试试又怎么知道人家不肯接见你？"新闻采访部的上司显然有些生气了，"年轻人啊，你必须学着独立行动才行，否则永远也成长不起来！"

　　说完，新闻采访部的上司就拿起电话拨了一串数字："喂，请问是大法官布兰代斯秘书处吗？我是明星报的新闻记

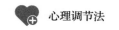

者琼斯（站在旁边的琼斯惊讶得张大了嘴巴），有一篇稿子想去采访大法官先生，不知道是否可以安排接见一下？"

只听电话那一端愉快地答应了："好的，那就安排在今天下午吧……"

放下电话，新闻采访部的上司拍着琼斯的肩膀说："喏，我已经给你预约好了，是下午13：15，你记得按时过去！"

接下来的新闻采访，琼斯进行得非常顺利，而且稿子也写得特别好。

后来，琼斯不止一次地对人说道："也就是从那时候开始，我学会了单刀直入的做法，虽然做起来不太容易但却十分有用。因为，只要克服了心中的畏怯一次，那么下一次也就容易得多了。"

琼斯敢于克服自己心中的胆怯，她的一小步就等于向成功迈进了一大步。人活在世上，由于生活、工作的关系不得不每天碰见陌生人，他（她）或许官衔很高，或许身份特殊，但是不管他（她）是谁，其实也跟我们一样，并不都是难接触的人，因此大可不必对他人感到恐惧。

1969年7月20日，人类首次登上月球，阿姆斯特朗首先走上机舱平台，面对陌生的月球世界凝视几分钟后，挪动右脚，一步三停地爬下扶梯。5米高的9级台阶，他整整花了三分钟。随后，他的左脚小心翼翼地触及月面，而右脚仍然停留在台阶上。当他发现左脚陷入月面很浅时，才鼓起勇气将右脚踏上月面。这时的阿姆斯特朗感慨万千："对一个人来说这是一小步，但对人类来说却是一大步！"

阿姆斯特朗勇敢跨出的一小步，成为人类的一大步。这一步不仅仅是代表成功，更是对自己的一种突破，因为那一步的迈出战胜了自己内心的怯懦。

赤壁之战之后，三国鼎立的局势逐渐形成。刘备留关羽镇守荆州，主力向西扩张。荆州是历代兵家必争之地，本属东吴。东吴一直想找机会讨回。鲁肃又献上一计：骗关羽过江赴宴，在宴席上埋伏刀斧手，掷杯为号冲出杀之，便遣请关羽赴宴。关羽明知是计仍坦然答应！只带了周仓随身为他提刀。席间鲁肃提起索回荆州之事，关羽却绝口不谈，说酒席之间不谈国事。鲁肃再三纠缠，周仓插嘴，关羽借机故作生气状夺过周仓手中大刀，喝退周仓。周仓会意，退出去。关羽假醉，一手提大刀，一手挽住鲁肃手将鲁肃扯到江边。东吴将士怕误伤鲁肃，又慑于关公武力，不敢动手。关云长上船乘风而去。

关羽明知道这是东吴的计谋，还是毅然决定单刀赴会，拿出自己的胆识和勇气，让鲁肃以及东吴将士毫无办法。关羽正是由于对他人无所畏惧，才使得自己全身而退。正如我们在

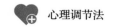

生活中一样，不必对他人产生畏惧和恐惧，只要勇敢一点，就能慢慢克服自己心中的恐惧。

现代心理学家发现，人与动物之间最大的差别在于，人会对不存在的东西产生恐惧，人类自己也对这种现象感到奇怪，因为不知这种恐惧从何而来。生活中人们常常对未知的事物怀有恐惧感，对自己的能力有所怀疑，总是想自己不可能办得到。却不料那恐惧感往往是人们自己为内心设的一道屏障，一道与外界交流的屏障，人们总以这道屏障为边界，不敢越雷池半步。有时候人们不知道，这屏障恰恰是制约自己向前发展的障碍，这个障碍可能就是一层薄薄的窗户纸，轻轻一碰就破了，关键是看你自己有没有突破它的渴望和决心。很多时候只有亲自去尝试才能知道自己究竟有多少能量，而人生的意义就在于不断地突破，不断地超越自我，不要让心里的恐惧成为牵绊，学会克服对他人产生的恐惧，勇敢地迈出第一步，那么你的人生就会到达一个新的高度。

"为了实现完满的人生，我们需要做的第一件事情就是去获得控制恐惧的力量。"怎样获得控制恐惧的力量？就是要努力克服内心的怯懦，肯定自己的能力，不断地尝试，不断地突破自己，超越自己，做一个生活的强者。

不要因一时的成功沾沾自喜

人生是一段旅途，成功、失败不断交替上演，很多人都非常享受站在成功的山顶上俯视失败者的快感。成者为王，败者为寇，这个世界的潜规则永远都是这样：只有成功者才是生命的强者，失败者永远没有发言权。所以，人生在世，好像每个人都在朝成功者的方向迈进。

有些人明明成功唾手可得，却在最关键的时刻一败涂地；有些人，明明已经成功了，却给敌人翻身的机会，使自己掉进失败的无底深渊。这两者，我们称为一时的成功者，最后的失败者。

吴王夫差时刻记得杀父之仇，日夜练兵，积极备战，准备出兵攻打越国。而越王勾践得知这件事后，决定先发制人，出兵攻打吴国。吴军同仇敌忾，奋勇冲击，越军最后只剩5000人退守会稽山。

在生死存亡的危急关头，越王勾践一面准备死战，一面派大臣去向吴王求和，表示越国愿做吴国的附属国，并以自己为人质，留在吴国做夫差的奴仆。

伍子胥看出了勾践的野心，坚决主张彻底灭掉越国，否则，就是纵虎归山，养痈遗患，"今不灭越，后必悔之"。

夫差父仇得报，心中十分畅快，认为吴国现在已经国力

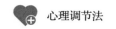

大伤，名存实亡，既然已经投降，就不足为患，因此不顾伍子胥的反对，答应越国议和，率军回国。

勾践安排好越国事宜之后，便带着范蠡等人去吴国给夫差当奴仆。勾践在吴国忍辱含垢，历尽艰辛，终于骗得夫差的信任，于3年后被释放回国。

勾践归国后，决心复国灭吴。于是争取民心，选贤纳谏，改革内政，训练部队，送美女、厚礼给夫差，以消除他对越国的戒备心。

在越国上下一心、励精图治、为复仇雪耻而磨刀霍霍时，吴国却日趋腐败。夫差因胜而骄，奢侈淫乐，穷兵黩武，国力日渐衰退。

公元前478年，吴国发生空前的饥荒，勾践认为大举伐吴的时机已经成熟，充分准备后，展开了和吴国的战争。

夫差企图效仿勾践当年的做法，提出求和，然而此时的勾践却非20年前的夫差，断然拒绝了夫差的请求，夫差绝望自杀，吴国灭亡。

勾践灭吴的故事至今仍千古流传，它留给后人的启示至今仍令人发醒。吴王夫差确实胜了，可那只是一时的胜利，并不代表最终的结局。夫差最大的错误就是错把一时的胜利当做永久的胜利，认为只要勾践投降了，就无所谓了，最终落得身败国亡的下场。

一时的成功不能说明什么，百花在春夏时分竞相争艳，可真正能经受得住寒风侵袭的，只有梅花；兔子以为自己稳操胜券了，可一觉醒来，乌龟已经到达了终点，被鲜花和掌声包围。很多时候，一时的成功就像是糖衣炮弹的攻击，看似毫无害处，无关紧要，其实它只是在等待合适的机会，将你"一击毙命"，并使你永无翻身之日。

成功，最大的敌人不是你的对手，而是你自己，很多人都葬送在了看似成功的路上。取得了一点成绩，就容易沾沾自喜，这是一般人容易犯的毛病；有了自己的主意，就容易一意孤行，坚持己见，不听从他人的教导；功名利禄送上门后，就容易变得贪图享乐，只想在温柔乡中快活一辈子……一时的成功过后，各种诱惑接踵而来，拒绝了，你就能取得最终的胜利；不能拒绝，你就很可能前功尽弃。

要想成为真正的成功者一直笑到最后，就不能有丝毫的大意，时刻保持空杯的心态。要懂得判断对手每一个举动的真假，要时刻保持警惕心理，切不可被眼前的假象所蒙蔽。还要时刻保持谦虚的态度，听从他人的劝告，使有才之人聚集在你的周围。

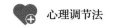

环境顺逆，都要淡然处之

生活中，我们难免会遇到各种各样的事情，伤心、绝望的，幸福、愉快的。生活总是让我们抱怨很多，我们总是在伤心、绝望的时候，变得精神萎靡；而在幸福、愉快的时候，便是兴高采烈，想让全世界都知道。其实，我们无论是在逆境的时候，还是顺境的时候，都要调整好自己的心态，避免过于绝望和张狂。"宠辱不惊，闲看庭前花开花落。去留无意，漫随天外云卷云舒。"无论是受到宠爱还是羞辱时，我们都不要惊慌失措，要时常看一下庭院的花。因为花有开的时候，也有凋落的时候，花开自有花落日，花落复有花开时。生活中的去留得失不要太在意，有得必有失，有失必有得。就像天上的白云一样，云有卷起来的时候，也有舒展开来的时候。"云卷云舒"生动地体现出大丈夫能屈能伸的崇高境界。因此，人在顺境时不要目空一切，过于张狂；在遇到困难，身处逆境时也不要绝望萎靡，要平和地看待生活，努力把握生活。

旧时的上海，有个乞丐整天挎个破竹篮子四处乞讨谋生，他终日受人白眼、遭人唾弃。那时正赶上国民党政府发行航天彩票，头彩奖金是五百块银元。乞丐一心想着天上掉馅饼的好事，于是他把乞讨来的铜板一枚枚存起来，然后买了一张彩票。贫穷的乞丐甚至没有一个装彩票的口袋，只得把彩票藏在他拾荒的破竹篮里。

一个月后，开奖了，中头彩的正是这个乞丐！他欣喜若狂，认为自己终于翻身了，再也不用去讨饭讨铜板了！在前往银行兑奖的途中路过外白渡桥时，他望着桥下浩浩荡荡的苏州河，不由得挺直了腰杆昂起了头："啊，真是三十年河东三十年河西，谁能想到我一个穷讨饭的也会有发迹的一天！这破竹篮还要它做什么，现在乞讨这种事对我来说简直是个笑话！"他一扬手，把破竹篮扔进了苏州河，篮子很快就被河水淹没了。

他趾高气扬地到银行领取奖金，经办的职员问他要彩票，他翻遍了全身也没找着，这才想起彩票放在了破竹篮里，而破竹篮却被他扔到了苏州河里。他痛心疾首地蹲在银行大厅里抱头大哭。

有人说这是命中注定，这就是乞丐的命，天上掉馅饼都改变不了他的命。其实，他的命运是由他自己的心态决定的。假如他没有太得意忘形，他的命运可能就从此真的改变了。古训"宠辱不惊"，说的就是人无论在顺境还是在逆境中都要摆正自己的心态。顺时莫张狂，逆时莫绝望。像这个乞丐的心态，即使天上掉下的馅饼就掉在嘴边，他也是注定吃不着的。

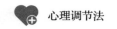

"不以物喜，不以己悲。"生活就是这样：人逢喜事精神爽，遇到得意的事情往往就忘乎所以，欣喜若狂；相反，受到嘲讽、身处逆境的时候却精神萎靡、烦躁不安。心理学上认为，无论过喜或过悲，都会引发心身疾病或心理疾病，如常见的心脑血管病、消化系统病以及抑郁、焦虑、神经衰弱等均与情绪紧张有关。

有个小商品批发市场个体户的老板这样说："大家都喜欢问我是怎样看待盈亏的，我觉得当然是要乐观豁达、宠辱不惊。到这里来做生意的都是拿今天赌明天，既然敢做弄潮儿，就得想到既有风平浪静的时候，也有惊涛骇浪的时候。做生意犹如赌博又近似炒股，要一颗红心两手准备。"

现代社会，有一些人已经陷入世俗的泥潭而无法自拔，整日追逐金钱权利，游离在灯红酒绿的城市。所以他们觉得活得很累，不堪重负。为什么社会在不断进步，但是人的负荷却越来越重。这就是文明社会造成人与自然的日益分离。面对纷繁复杂的社会，金钱的诱惑、权力的纷争、宦海的沉浮让人殚精竭虑。不管是非、成败、得失，都让人或喜、或悲、或惊、或忧、或惧，一旦人们的欲望难以得到满足，就会失落、失意，甚至失志。

顺时莫张狂，逆时莫绝望。但凡做到这样的人，在日常生活和人际关系中总是有一份宽松闲适的心态。古往今来，能成大器者，必有过人之处。一个人如果真的能做到这样，那么他在今后的生活和事业中就能从容地面对所遇到的种种考验与磨难。

以事实说话，不要自欺欺人

子曰："由，诲女，知之乎！知之为知之，不知为不知，是知也。"孔子告诉我们："知道就是知道，不知道就是不知道，这就是智慧啊！"对于文化知识和社会知识，人们应当虚心学习、刻苦学习，尽可能多地加以掌握。但人的知识再丰富，总有不懂的问题。那么，就应该有实事求是的态度，而不是自欺欺人。跟学习一样，生活中我们也不能自欺欺人，不能既欺骗别人，又欺骗自己，而要学会实事求是，不耻下问。

春秋时候，晋国贵族范氏被灭。有人趁机跑到范氏家里想偷点东西，看见院子里吊着一口大钟。钟是用上等青铜铸成的，造型和图案都很精美。小偷心里高兴极了，想把这口精美的大钟背回自己家去。可是钟又大又重，怎么也挪不动。他想来想去，只有一个办法，那就是把钟敲碎，然后再分别搬回家。

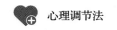

小偷找来一把大锤，拼命朝钟砸去，"咣"的一声巨响，把他吓了一大跳。小偷惊慌，心想这下糟了，这钟声不就等于是告诉人们我正在这里偷钟吗？他心里一急，身子一下子扑到了钟上，张开双臂想捂住钟声，可钟声又怎么捂得住呢？钟声依然悠悠地传向远方。

他越听越害怕，不由自主地抽回双手，使劲捂住自己的耳朵。"咦，钟声变小了，听不见了？"小偷高兴起来，"妙极了！把耳朵捂住不就听不见钟声了吗？"他立刻找来两个布团，把耳朵塞住，心想，这下谁也听不见钟声了。于是就放手砸起钟来，一下一下，钟声响亮地传到很远的地方。人们听到钟声蜂拥而至把小偷捉住了。

小偷用掩耳盗铃的方式来欺骗自己，以为捂住自己的耳朵，别人就都听不见了，谁知，人们却还是听到钟声后把他捉住了。人们都认为这个小偷愚蠢之极，殊不知，生活中的很多人也跟这个小偷一样，经常过着自欺欺人的生活。

工作中常常发生这样的场面：老板安排你做事情，说完后问你懂了吗，你会说明白了。其实有些地方你是不明白的，比如为什么这么做不那么做，这就是自欺。其实这样的事情每天都在上演，这就是自欺欺人的生活，解决自欺欺人的问题，就应该实事求是。

《韩非子·内储说上》载："齐宣王使人吹竽，必三百人，南郭处士请为王吹竽，宣王说之；廪食以数百人。宣王死，湣王立，好一一听之，处士逃。"

这个典故是说："处士南郭先生并不会吹竽，但是他看齐宣王喜欢听竽，又看到这是几百人的大齐奏，可以浑水摸鱼，于是就趁机混在三百人中间，摇头晃脑假做吹奏状。而宣王死后，湣王继位。这位湣王不喜欢听大合奏而喜欢听独奏，要一个人一个人地吹。南郭先生自知不行再也混不下去了，为了避免露馅，赶快自动溜掉了。"

南郭先生的故事告诉我们，自欺欺人的生活总有一一天会露馅，而且欺骗的不仅是别人，更是自己，而承担后果的也终是自己。

生活是真实的，我们做人做事也要真实，真实地面对自己内心的真实想法，才活得充实。人无完人，物无完物，无论是自身的缺陷，还是生活中的不快，敞开心扉地面对，积极地解决才是正道。但是，现实生活中，我们不难发现，有一些人为了获得一些身外之名、身外之利，总是戴着面具和周围人相处，风光的外表背后，其实是一颗空虚的心，这是悲哀的。坦然真实地面对生活，我们的生命才会体现它真实的价值！

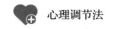

充满自信，首先要肯定自我

每个人都希望得到别人的认同与肯定，但是，在别人肯定你之前，你要先肯定你自己。肯定你自己的能力，这是你通往成功路上的一个保证，如果你把自己都否定了，那么别人凭什么来肯定你呢？不管在任何时候，都要充满自信，肯定自己的能力，只有这样，你才会获得成功。

尼克松是大家极为熟悉的美国前总统，但就是这样一个大人物，却因为一个缺乏自信的错误而毁掉了自己的政治前程。1972年，尼克松竞选连任。由于他在第一任期内政绩斐然，所以大多数政治评论家都预测尼克松将以绝对优势获得胜利。然而，尼克松本人却很不自信，他走不出过去几次失败的心理阴影，极度担心再次失败。在这种潜意识的驱使下，他鬼使神差地做了后悔终生的蠢事。他指派手下人潜入竞选对手总部的水门饭店，在对手的办公室里安装了窃听器。事发之后，他又连连阻止调查，推卸责任，在选举胜利后不久便被迫辞职。本来稳操胜券的尼克松，因缺乏自信而导致惨败。

尼克松本来可以以自己的绝对优势获胜，但就是因为他缺乏自信，不能肯定自己，最终酿成历史上有名的"水门事件"。本来稳操胜券的尼克松，就是因为不能肯定自己而导致惨败，不仅断送了自己的政治生涯，还使得自己在史册上添了一大败笔。要想获得别人的肯定，首先，你就要肯定自己。

有一位女歌手，第一次登台演出，内心十分紧张。想到自己马上就要上场，面对上千名观众，她的手心都在冒汗："要是在舞台上一紧张，忘了歌词怎么办？"越想，她心跳得越快，甚至产生了打退堂鼓的念头。

就在这时，一位前辈笑着走过来，随手将一个纸卷塞到她的手里，轻声说道："这里面写着你要唱的歌词，如果你在台上忘了词，就打开来看。"她握着这张纸条，像握着一根救命稻草，匆匆上了台。也许是因为有那个纸卷握在手心，她的心里踏实了许多。她在台上发挥得相当好，完全没有失常。

她高兴地走下舞台，向那位前辈致谢。前辈却笑着说："是你自己战胜了自己，找回了自信。其实，我给你的是一张白纸，上面根本没有写什么歌词！"她展开手心里的纸卷，果然上面什么也没写。她感到惊讶，自己凭着握住的一张白纸，竟顺利地渡过了难关，获得了演出的成功。

"你握住的这张白纸，并不是一张白纸，而是你的自信啊！"前辈说。

歌手拜谢了前辈。在以后的人生路上，她就是凭着握住自信，战胜了一个又一个困难，取得了一次又一次成功。

肯定自己就是相信自己，如果你认定自己是一个有能力的、有才华的人，那么你就会发挥出你的一切天赋；相反你否

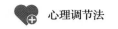

定自己，认为自己是个"窝囊废"或者"疯子"，那么你就会觉得自己一无是处，根本发挥不出任何优势。事实上，只要肯定自己一点点，就会获得别人加倍的认可，这样你就会离成功越来越近。

我们在生活中、工作中有时候会发现一些错误，或许某些权威让我们觉得这些错误是不适当的，这时候，我们不能肯定自己辨别错误的能力，并且开始怀疑自己的能力。这会导致我们不敢大胆地指出错误，其实在这个时候，我们更应该肯定自己，而不是怀疑自己的辨别能力。

小泽征尔是世界著名的交响乐指挥家。在一次世界优秀指挥家大赛的决赛中，他按照评委会给的乐谱指挥演奏，但却敏锐地发现了不和谐的声音。起初，他以为是乐队演奏出了错误，就停下来重新演奏，但还是不对。他坚定是乐谱有问题。这时，在场的作曲家和评委会的权威人士坚持说乐谱绝对没有问题，是他错了。面对一大批音乐大师和权威人士，他思考再三，最后斩钉截铁地大声说："不！一定是乐谱错了！"话音刚落，评委席上的评委们立即站起来，报以热烈的掌声，祝贺他大赛夺魁。

小泽征尔在发现乐谱有错误的时候，并没有怀疑自己的辨别能力，他在众多作曲家和评委会的权威人士都坚持说乐谱绝对没有问题的时候，依然坚定自己的看法，肯定自己的眼光，最终大赛夺魁。肯定自己，肯定自己的想法，肯定自己的能力，这样别人就会认同你的想法、能力，甚至认同你这个人，肯定你这个人。

　　颜回曾经说过："舜何人也？予何人也？有为者亦若是！"一位著名人物也曾经说："伟人从小就看重自己！"是的，如果我们自己都不能看重自己、肯定自己的存在，又怎么去要求别人来肯定我们呢？学会肯定自己，更要勇于肯定自己，要有"舍我其谁"的胸怀。

第六章
主宰内心，请做自己人生的主角

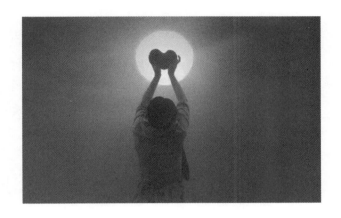

　　希腊戴尔菲神庙上有句话：认识你自己。佛说：握紧你的双手，命运就在你手中。其实，我们掌握自己的命运，首先要了解自己，然后才能主宰自己的命运。而人类都有相似的心理特点，也具有相似的性格缺点，了解这些，并通过一定的手段去对抗这些缺点，我们就能够改变缺点，主宰自己的命运。

主宰你自己的命运

习惯是指在长期的生活实践中不断重复而形成的相对稳定的行为及思想倾向。人们在日常生活中的各种行为都要受到习惯的影响，习惯具有非常强大的力量，可以毫不夸张地说，习惯支配着人的行为举止，习惯决定一个人能否成功。拿破仑·希尔曾说："习惯能成就一个人，也能摧毁一个人。"爱默生也曾说过："习惯若不是最好的仆人，就是最差的主人。"良好的习惯能够成就一个人，同样的，不好的习惯也会摧毁一个人。因此，我们应该努力培养好的习惯，修正不良的习惯，拒绝让不良的习惯毁坏我们一生的幸福。

大作家莎士比亚说："不良的习惯会随时阻碍你走向成名、获利和享乐的路上去。"习惯是一种强大的力量，不良的习惯往往会成为人们追求成功道路上的障碍，阻碍人们走向成功。

亚历山大帝国图书馆发生火灾的时候，馆里所藏图书被焚烧殆尽，只有一本书得以幸存。有一个穷人借走了它，发现书里藏着一张薄薄的羊皮纸，上面详细记载着"点石成金"的秘密。这块石头能把任何普通的金属变成金子，但是它的外观与普通的石头几乎没有区别，唯一不同的是这块奇石摸起来是温的，而普通的石头摸起来是冰凉的。穷人狂喜，于是变卖家当，来到了奇石所在地——黑海岸边。为了不捡到重复的石头，他每捡起一块冰凉的石头就扔向大海。就这么捡啊、扔啊，日子一天天过去了，他始终没有找到那块奇石。但是，他不气馁，继续捡石头、扔石头……有一天早上，他捡起一块石头，一摸，是温的！但他仍然随手扔到了海里，因为他已经养成了往海里扔石头的习惯。这个扔石头的动作太具有习惯性了，以至于当他梦寐以求、苦苦寻觅的奇石出现时，他仍然习惯性地把它扔到了海里。

正是由于习惯的引导，让那个穷人扔掉了捡到的"奇石"，让自己的点石成金之路破灭。习惯会让人失去分析问题的能力，让人们在面对环境的改变时失去变通的意识，让人们在多变的世界里无所适从，从而不能很好适应社会，被社会所淘汰。习惯也能让人坚持自己的原则，在多变的世界里以不变应万变，保持自我，从而取得成功。好的习惯引领人们走向成功，迈向辉煌；坏的习惯只会消磨人的意志，束缚人的思想，使人们停在原地，止步不前。这就是习惯的力量。

习惯是一把双刃剑，我们要做到的就是能够利用习惯有利的一面，而努力避免不利的一面，这就要求我们在习惯面前有一个清醒的意识，好的坚持，不良的摒弃，不要让习惯左右了我们的思想，更不要让习惯来主宰我们的命运。

在泰国，有很多象终身囚禁于牢笼中，而囚禁它们的不是人类，是它们自己。有个关于大象旺姆的小故事，它在很小的时候，就被放进了动物园，鼻子被一根链条拴在了木桩上。有一次，旺姆想挣脱铁链到猴山看看猴老弟，没想到用力过猛，铁链把鼻子拽得生疼。"哎呀，这条铁链太牢了！"旺姆含泪舔着自己流血的鼻子，心想："我这头小象是挣不开这条铁链的。"半年后，旺姆又想到大街上去转转，一挣链条，又把鼻子拽得生疼，它又想："我这头小象是挣不开这条铁链的。"经过两次的失败，旺姆再也不敢去挣那条铁链了。日复一日，年复一年，旺姆长成大象了。这时候的旺姆完全可以挣脱铁链到外面潇洒走一回了，但是经过前两次的失败，旺姆已经习惯性地认为自己是不可能挣脱这条铁链的，它再也不想到外面去玩了。终于，旺姆老死在象房里，直到死也没有实现潇洒走世界的愿望。

故事中的大象旺姆正是被习惯束缚了自己的思想，以为从此以后自己再也不能够挣脱铁链，永远被关在牢笼之中，直至终老。我们生活中的很多人又何尝不是这样呢？他们做事只凭自己以往的经验，只凭习惯做事，如果哪一天处理事情跟自己的习惯不符，就会感觉非常不舒服，担忧会不会出错。这些

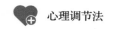

人一辈子在自己习惯的指导下生活，没有激情，没有突破，在庸碌无味中度过一生。还有一些人，从小养成了不好的习惯将自己本该光明的前程无故葬送；甚至有些人，在不良的习惯中一步步走向堕落，成为社会败类，遭人唾弃。

《三字经》中有句话叫作："性相近，习相远。"说的是每个人善良的本性彼此都很接近，只是由于成长过程中，后天所处的环境和所受的教育不一样，性情也就有了好与坏的差别。这也从另一个方面告诉我们，习惯的形成有赖于后天的培养，同时习惯并非不可改变。其实，好习惯可以通过后天的努力，慢慢养成，坏习惯也可以通过自我的努力，慢慢改正。

奥斯特洛夫斯基说："我们应该支配习惯，而决不能让习惯支配自己。"我们绝对不能做习惯的奴隶，而要努力争做习惯的主人，借助习惯的巨大力量，成就我们的事业，获得美丽幸福的人生。

独立思考，不要人云亦云

世界上没有两片完全相同的叶子，世界正是因为不雷同而丰富多彩，人类思想也应该多样化，才能碰撞出创新的火花，世界才能更加进步。世界上本没有路，走得人多了，也便成了路。人们应该在处于绝境的时候，学会独立思考，独辟蹊径，才能走出属于自己的那条阳光大道。

比尔·盖茨为什么能够成功？因为他有独立思考的能力和勇气。牛顿为什么能够从一个苹果落地联想到万事万物落地的基本规律，进而发现万有引力定律？因为他大胆敢于、独立思考，而常人是想也不敢想的。任何科学的发现与进步都需要科学家们独立的思考及大胆的想象。爱因斯坦说："想象力比知识更加重要。"想象是思考的延伸，这句话生动地说明了独立思考的重要性。

在伽利略之前，古希腊的亚里士多德认为，物体下落的快慢是不一样的。它的下落速度和它的重量成正比，物体越重，下落的速度越快。比如说，10千克重的物体，下落的速度要比1千克重的物体快10倍。很多年前以来，人们一直把这个违背自然规律的学说当成不可怀疑的真理。年轻的伽利略根据自己的经验推理，大胆地对亚里士多德的学说提出了疑问。经过深思熟虑，他决定亲自动手做一次实验。他选择了比萨斜塔做实验场。这一天，他带了两个大小一样但重量不等的铁球，一个重10磅，是实心的；另一个重1磅，是空心的。伽利略站在比萨斜塔上面，望着塔下。塔下面站满了前来观看的人，大家议论纷纷。有人讽刺说："这个小伙子一定是有病了！亚里士多德的理论不会有错的！"实验开始了，伽利略两手各拿一个铁球，大声喊道："下面的人们，你们看清楚，铁球就要落下去了。"说完，他把两手同时张开。人们看到，两个铁球平行下落，几乎同时落到了地面上，所有人都目瞪口呆。伽利略的试验，揭开了自由落体运动的秘密，推翻了亚里士多德的学说。这个实验在物理学的发展史上具有划时代的重要意义。

科学的进步需要科学家有怀疑的精神，能够不迷信权威，敢于怀疑权威，具有自己的独立意识及独立思考的能力，才能在科学上有所建树，为人类科学事业作出贡献。正是由于伽利略敢于怀疑权威，敢于独立思考，并相信自己，才能够推翻人们的错误认识，并为科学做出了划时代的贡献。

不仅在科学上，在现实生活中，这种独立的思考精神同样不可或缺。人如果没有了独立的意识，不能就身边的事情进行独立的思考，那么他就不能很好地自力更生，更别说突破自己取得多高的成就了。一味跟风，人云亦云，永远只能跟随在别人的身后亦步亦趋，永远无法超越自己，超越他人。

一个老翁和一个小孩用一匹驴子驮货物去市场上卖，货卖完了，孩子骑着驴往回走，老翁步行。路人责备孩子不敬老，于是他们互换了位置，结果老翁又被指责不爱惜孩子。老翁忙将小孩抱上驴子，两人都骑在驴子上，可又有人说他们残酷，不考虑驴子的感受。于是两人又都下来，又有人笑他们太傻，有驴子不骑。这样几番折腾后，最后他们决定抬着驴子走……

故事中的爷孙俩因为没有自己独立的思考及判断能力，在遇到不同人的评论时，变得无所适从，进而做出了一些非常荒谬的举动。可见，没有独立思考的能力就很容易落入人云亦云的泥淖中，将自我迷失。

现实生活，纷繁芜杂，往往是公说公有理，婆说婆有理，各自都有各自的道理。身处现代社会，我们要相信自己的判断能力，不要被外在的因素干扰。每个人思想、成长环境不同，对于自己的要求及未来定位不同，因此对于事情的看法及处理的方法也不一样，没必要去在意别人的看法，走自己的路，过自己的生活，有自己独立的思维能力最重要。

在现实生活中，如果我们没有独立的思考能力，面对纷繁复杂的事物时，就会手忙脚乱，茫然无措。而如果我们能够独立思考，那么在众多的诱惑面前就会做出正确的取舍，在众多的舆论导向中，就能够坚守住自我。

坚持自己的个性，不要刻意迎合别人

高尔基说："一个人应该在自己灵魂深处树立一根标

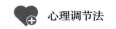

杆，从而把自己个性中与众不同的东西汇集在他的周围，显示出自己鲜明的特点。"个性是一个人的标签，是一个人区别于他人的标志。在人类的历史上，一个人之所以能够被他人记住，是因为他有自己独特的个性，那些没有个性的人通常都被历史所遗忘。让·保尔说："没有个性，人类的伟大就不存在了。"一个没有个性的社会，必然是死气沉沉，没有活力的。人类的伟大之处就在于多样性的个性的碰撞创造出了丰富多彩的世界。

然而，现代社会却有很多人为了迎合他人正在丧失自己的个性。那么，这些人为什么不能保持自我的本真呢？一方面可能是因为他们本身缺乏自信，另一方面可能是因为虚荣心在作祟。有些人对于自己的东西缺乏应有的信心，害怕自己是错误的，因而当碰到一些人的反对或质疑的时候，往往不能够坚持自我而丢失个性。有些人则是因为太过于在意他人的看法，为了得到更多人的支持或喜爱，或为营造良好的人际关系，或为其他什么目的，而逐渐丧失自己的个性，盲目追随及迎合他人，并以他人的观点来看待问题或行事。有些人则又盲目跟随潮流，认为大多数人喜欢的就是好的，而不考虑是不是适合自己，或者盲目跟风，迷信权威。

对于不自信者，松下幸之助说得好："我们不必羡慕他人的才能，也不需悲叹自己的平庸；各人都有他的个性魅

力。最重要的，就是认识自己的个性，而加以发展。"是
的，每个人都有自己独特的个性，都有属于自己的独特魅
力，没必要自卑心虚，你的个性就是你的资本，要相信"天
生我材必有用"，充分认识自己，挖掘自己的个性并加以发
展，你终会找到属于自己的那条成功之路。

有一个女孩从小就很喜欢唱歌，她梦想将来能成为一名
歌唱家，并且为此苦练基本功，付出了很大努力。然而，美中
不足的是她的牙齿长得凹凸不齐。她常常深感苦恼，不知如何
是好，只得尽量掩饰。一天，她在新泽西州的一家夜总会里
演唱时，设法把上唇拉下来，盖住难看的牙齿。结果弄巧成
拙，洋相百出。因为表演失败，她哭得很伤心。这时候，台下
的一位老太太走到她身旁，亲切地说："孩子，你是很有音乐
天分的，我一直在注意你的演唱，知道你想掩饰的是自己的牙
齿。其实，长了这样的牙齿不一定就是丑陋，听众欣赏的是你
的歌声，而不是你的牙齿，他们需要的是真实。"孩子，你大
可以张开你的嘴引吭高歌。如果听众看到连你自己都不在乎牙
齿的话，好感便会油然而生。"老太太接着说，"那些自己想
去遮掩的牙齿，或许还会给你带来好运，你相信不相信？"
从此以后，女孩再也不刻意去隐藏自己的牙齿，而是放下包
袱，张大嘴巴尽情地高歌。正如那位老人所说的那样，她最后
成为美国著名的歌唱家，不少歌手都纷纷模仿她，学她的样子

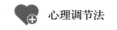

演唱。这个女孩就是凯丝·达莉。

凯丝·达莉从他人的眼光里走了出来，让自己从自卑的悲观情绪中走了出来，将精力全部投入自己唱歌的优势当中，最终成了鼎鼎大名的歌唱家。如果她一直生活在自卑之中，则会被这种悲观的情绪所压抑，自身的优势就不会很好地发挥出来，也就不会取得那么高的成就了。

对于因为虚荣心，为迎合他人而抹杀自己个性的人，他们时刻都在关注他人的眼光及评价，并以他人的目光来审视自己，从来没有真正为自己活过，这种人不仅生活得很累且很少能体验到生活的乐趣。

老张一心一意想升官发财，可是从青春年少熬到斑斑白发，却还只是个小公务员。他为此极不快乐，每次想起来就掉泪。有一天下班了，他心情不好没有着急回家，想想自己毫无成就的一生，越发伤心，竟然在办公室里号啕大哭了起来。这让同样没有下班回家的一位同事小李慌了手脚，小李大学毕业，刚刚调到这里工作，人很热心。他见老张伤心的样子，觉得很奇怪，便问他到底为什么难过。老张说："我怎么不难过？年轻的时候，我的上司爱好文学，我便学着作诗、写文章，想不到刚觉得有点小成绩了，却又换了一位爱好科学的上司。我赶紧又改学数学、研究物理，不料上司嫌我学历太浅，不够老成，还是不重用我。后来换了现在这位上司，我自认文武兼备，人也老成了，谁知上司又喜欢青年才俊，我……我眼看年龄渐高，就要退休了，一事无成，怎么不难过？"

可见，一个为了迎合他人而抹杀自我个性的人生活得多么痛苦不堪。他需要不断地调整自己来迎合他人的趣味，而计划总是赶不上变化，因而他总是失望。

"树林中没有两片相同的树叶，海滩上没有两粒相同的沙子。"世界正是因为各种差异性的交织而显示出丰富多彩、广阔无边。牡丹之妖娆，兰草之清幽，玫瑰之华丽，翠竹之高洁，青松之雄壮，自然赋予万物的各种风情都在属于自己的土地上展现着生命的光辉！而作为一个人，也应拥有自己的个性！不是吗？

踢猫效应：坏情绪是可以传染的

"踢猫效应"说的是人与人之间的泄愤连锁反应。在心理学上，"踢猫效应"是这样形成的：某公司董事长为了重整公司一切事务，许诺自己将早到晚回。事出突然，有一次，他看报看得太入迷以致忘了时间，为了不迟到，他在公路上超速驾驶，结果被警察开了罚单，最后还是误了时间。这位董事长

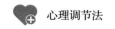

愤怒之极，回到办公室时，为了转移别人的注意，他将销售经理叫到办公室训斥了一番。销售经理挨训之后，气急败坏地走出董事长办公室，将秘书叫到自己的办公室并对他挑剔一番。秘书无缘无故被人挑剔，自然是一肚子气，就故意找接线员的茬。接线员无可奈何垂头丧气地回到家，对着自己的儿子大发雷霆。儿子莫名其妙地被父亲痛斥之后，也很恼火，便将自己家里的猫狠狠地踢了一脚。

一般来说，人的情绪及心情会受到环境及一些突发状况的影响，当一个人的情绪变坏时，潜意识会驱使他选择自己的下级或者无法还击自己的弱者进行发泄。受到攻击的人又会去寻找无法还击自己的人作为自己的出气筒。这样一级一级将愤怒传递出去，最后的承受者就是"猫"，是最弱小的群体，受的气最多，最无还击之力。

人生活在世界上不能万事皆如心愿，挫折、烦心事肯定会时不时向你袭来。面对这些不如意即烦恼的事情，最好的应对方式不是愤怒，也不是转移愤怒。因为愤怒并不能解决问题，而转移愤怒，迁怒于人则不仅不能解决事情，还会得罪人，并给他人带来伤害和烦恼，严重时，甚至还会导致不堪设想的后果。愤怒或者迁怒于人，实在是一种非常消极的应对困难的方式，有百害而无一利，应尽力避免。

从前，有一个脾气很坏的男孩，他经常和伙伴们吵架。

有一天，他的父亲给了他一袋钉子，并且告诉他，每次发脾气或者跟人吵架的时候，就在院子的篱笆上钉一颗钉子。一周以后，男孩在篱笆上共钉了36颗钉子。后面的几天他学会了控制自己的脾气，尽量避免发脾气和别人吵架，每天钉的钉子也逐渐减少了。他发现，控制自己的脾气，实际上比钉钉子容易得多。终于有一天，他一颗钉子都没有钉，他高兴地把这件事告诉了父亲。

父亲并没有表扬他，而是说："从今以后，如果你一天都没有发脾气，就可以拔掉一颗钉子。"男孩按父亲的话去做了，终于有一天，钉子全部被拔光了，他忙去告诉父亲。

父亲带他来到篱笆边上，对他说："儿子，干得不错！但是，篱笆上的这些钉子洞，是永远也不可能消失的。就像你和一个人吵架，说了些难听的话，就在他心里留下一个伤口，像这个钉子洞一样。"插一把刀子在一个人的身体里，再拔出来，伤口就难以愈合了。无论你怎么道歉，伤口总是在那儿。

这个故事告诉我们一个道理，当人们生气时，他们说出的伤害人的话，不仅在当时伤害了他人，而且这种伤害会留存心底，很难修复；人应该充分考虑泄愤以后的后果，不能仅图一时之快；人，应该学会控制自己的脾气，不要让自己的愤怒波及无辜的人们，伤害了彼此之间的感情。

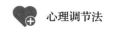

当自己遇到不顺心的事情的时候，冷静处理，不伤及无辜，不仅是一种处世的技巧，也是一个人的良好修养及风度的体现。那么，当坏情绪来临时，如何控制好自己的情绪，不让坏情绪传递下去呢？可以试一试以下方法。

（1）平时加强对自己意志力的训练，愤怒来临时，较强的意志力可以控制自己的愤怒，减少坏情绪的发生。

（2）愤怒来临时，给自己几分钟的时间思考，特别是换位思考一下，想想自己的愤怒是否能够真正解决问题，会对别人造成怎样的伤害，会造成什么样的影响及后果。

（3）利用心理暗示来提醒自己"不要生气""不要发怒"，闭上眼睛，深呼吸，让自己高涨的情绪平复下来。

（4）尽快换个环境或者换个话题转移自己的注意力，特别是要多想想让自己开心的事情，避免继续纠缠在让自己恼怒的事情上，便可慢慢让自己的心情平复下来。

（5）向自己的亲朋好友倾诉，他人的规劝、安慰是平复心中不平的一剂良药。

（6）以委婉的方式告诉对方自己的不满，积极寻求解决问题的方法，注意自己的措辞不要过激，以免双方矛盾进一步激化。当问题解决了，愤怒的心情便可慢慢平复。

要改变你的生活，先改变你的思想

歌德说："我们的生活就像旅行，思想是导游者；没有导游者，一切都会停止。目标会丧失，力量也会化为乌有。"苏联著名教育实践家和教育理论家苏霍姆林斯基说："思想是根基，理想是嫩绿的芽胚，在这上面生长出人类的思想、活动、行为、热情、激情的大树。"可见一个人的思想对于一个人的人生有着多么重要的影响。思想是人生的根基也是人生的导师。思想是人类站立在社会上的根本，人之所以区别于动物就是因为人有自己的思想而动物没有。思想支配人们在日常生活中的各种活动，引导着人们在各自的生活轨迹上行走。一个人的思想如同一个人的灵魂，一个人没有思想，就如同行尸走肉一般。

人们常说："心有多大，舞台就有多大。"我们也可以说一个人的思想有多远，那么他的路就有多远。一个人思想的高度，决定了他人生的高度。很多人因为志存高远，才会成就大业；很多人因为思想崇高，才能够成就丰功伟业为历史所铭记。

牛根生从伊利副总的位置被罢黜，但他又成功地创办了蒙牛，靠的是什么？是思想！马云、俞敏洪等在创业的路上拼搏十余载，靠的也是思想的力量。一个有思想的人，才能发挥

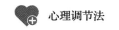

自身的潜力，才能拥有无边的力量，才能借助思想的力量来扫清在追求成功的道路上的各种障碍，经受住各种艰难困苦的挑战，最终成就辉煌。

一个人要想获得成功，首先就要具备成功者的思想。新东方的俞敏洪曾说："有些人一生没有辉煌，并不是因为他们不能辉煌，而是因为他们的头脑中没有闪过辉煌的念头，或者不知道应该如何辉煌。"所以要想改变生活，首先要从改变自己的思想开始。用伟大的思想来武装自己，人生终将辉煌。

盖茨的基金会有几百亿美元的资金，为了进行资产保值、增值，也进行股票投资，盖茨经常向巴菲特请教。比尔·盖茨向巴菲特请教得越多，对巴菲特投资思想了解得就越深，他内心也越是震惊：原来巴菲特的投资思想是如此简单，却又如此有效，其中蕴含着博大精深的投资智慧。在他真正了解了巴菲特的投资之道后，他才明白巴菲特被称为股神，并不仅仅在于他投资积累的财富，更重要的是他的投资思想。

巴菲特的成功得益于他的投资思想，正因为他的投资思想中蕴藏着博大精深的智慧，才让他在风云变幻的股票王国里创造了一个又一个的神话，他本人也被人们形象地称为"股神"。

天才的军事家拿破仑曾说："世上只有两种力量：利剑

和思想。从长而论，利剑总是败在思想手下。"我们可以将利剑看成是一个人的客观物质条件，而将思想看做是人类的精神力量，也就是人类思想的力量。在一定程度上，物质条件好的人，的确会比物质条件差的人更容易成功一些，然而从长远或者从整体来审视人类的发展历史，思想要远比物质条件更有力量。在中国艰苦的抗战年代，为什么人民解放军的小米加步枪能够最终战胜敌人的飞机大炮，就是因为我们不仅拥有一批思想睿智、高远的领导人，还有一大批思想坚韧、不屈不挠的解放军战士。

人们都说大学毕业五年之后，人们之间的距离会越拉越大，有些人或拥有高位或成功致富，而有些人却还在为奔小康而苦苦挣扎，其中的原因到底是什么？仅仅是因为各自的机遇不同或者能力差异吗？当然不是，成功绝非偶然，最重要的还是人们之间的思想差异。思想境界或高度不同，人们的追求及追求的方式不同，获得的人生也将会有所不同。

马克·吐温说："人的思想是了不起的，只要专注于某一项事业，就一定会做出使自己感到吃惊的成绩。"改变生活从改变自己的思想开始，从现在开始，好好审视自己的思维模式及思想习惯，看看自己与那些成功人士的差异在哪里，然后努力纠正自己不良的思想及思维模式，努力以优秀的思想来塑造自己，慢慢的你就会发现自己的进步。

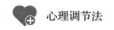

行动起来，杜绝任何拖延的借口

当人们不思进取的时候，总是为自己找一些冠冕堂皇的借口，以求得心理安慰。还有一些人总喜欢高喊口号，但却缺乏行动，当困难来临时，总是为自己找很多借口："我不行""那样对身体不好""我没有那个毅力""我不想为难自己""我很懒""下次吧，现在我需要休息"等，他们总是有一大堆的理由，来打消自己的行动力，磨灭自己的毅力，并且心安理得地享受着暂时的安逸。

其实每一个借口的背后，都隐藏着丰富的潜台词，只是我们不好意思说出来，甚至我们根本不愿意说出来，借口之于我们就像精神胜利法之于阿Q一样，不过是一些自我安慰，自欺欺人罢了。任何一个立志成功的人，是不会为自己寻找诸多的借口来束缚自己前进的脚步的，他们之所以能够成功是因为从不给自己找任何借口，并不断鞭策自己要进步，无条件地往前冲。

1861年，当美国内战开始时，美国总统林肯还没有为联邦军队找到一名合适的指挥官。林肯先后任用了四名总指挥官，而他们没有一个人能"100%执行总统的命令"——向敌人进攻，打败他们。最后，任务被格兰特完成。在战争中，那些总是能完成任务的人最终会被发现、被任命、被委以重任，因为战争是检验一个士兵、一个将军到底能不能完成任务的最佳场所。从一名西点军校的毕业生，到一名总指挥官，格兰特升迁的速度几乎是直线上升的。当格兰特将军赢得了战争的胜利、开辟了美国历史的新一页后，很多人开始寻找格兰特制胜的原因。后来，格兰特将军做了美国总统，有一次，他到西点军校视察，一名学生问格兰特："总统先生，请问是西点的什么精神使您勇往直前？"格兰特回答："没有任何借口。"

林肯之所以非常器重格兰特，是因为格兰特对于自己下达的命令会坚决服从，全力以赴地执行，绝不给自己找任何借口。

借口让我们暂时逃避了困难和责任，获得些许的心理安慰，但是借口的代价却是无比昂贵的，它给我们带来的危害一点也不比其他任何恶习少。找借口的一个直接后果就是容易让人养成拖延的习惯，让人丧失自动自发的工作及创新的能力。当遇到困难时，喜欢找借口的人总是有一大堆理由来逃避义务，推脱责任，而从来不积极主动地寻找解决问题的办法，这种消极的态度会让人在激烈的竞争中丧失战斗力，终将难逃被淘汰的命运。

甲、乙同时进入一家技术公司工作，两人学历相当，所学专业相同，经验也相差无几。一天，公司经理给两人下达同样的任务，这是两人以前从来没有接触过的，但是经理说只要有心，这个任务不难完成。甲、乙接到任务之后，就开始着手准备，两人在一开始的时候都面临了极大的挑战，心里也经过很多的矛盾挣扎。甲最终决定迎难而上，心想：既然经理能把这个任务交给我，那么必定有人完成过，别人能完成的任务，为什么我不能呢？我不比别人笨，没有理由学不会、完不成、做不好。于是买了相关书籍，埋头苦学起来。乙却不这么想，他觉得经理简直是太高估他的能力了，那些东西自己以前根本就没有接触过，现在又没有人教，怎么可能完成呢？于是就去跟经理理论，说自己干不了，并非自己所长，请求经理给自己派点别的任务。后来，甲升迁了，被经理当成"关门弟子"培养起来，逐步掌握了公司里的所有技术并一步步做到高层，而乙却在自己熟悉的领域里默默无闻，没有长进。经理在最后说了一句话："一个做事喜欢为自己找借口的人，是一个无勇无谋的人，我喜欢不找借口的人，敢于突破自己，敢于担当。"

是的，人类的知识是怎么学也学不完的，如果一个人只是在自己所学范围内，寻求工作的机遇，那么面临机会就没有勇气去抓住，也就很难有所突破了。不要为自己现有的知识水平找借口，你的潜力不止于此，真正的智者不为自己找任何借口，所有的困难、无知都可以通过不断地学习来克服。面对自己不懂的地方，最好的办法就是立即着手去学习，尽快将它掌握。

约翰·华纳梅克先生是个白手起家的了不起的商人，他时常说："如果你一直在想而不去做的话，根本成就不了任何事。"拿破仑也认为，天下最悲哀的就是，当时真应该那么做却没有那么做。为了避免因为犹豫不决而造成巨大损失，你所要做的就是停止找任何借口，现在就行动起来，马上去做。

第七章
疏解压力，让身心保持舒畅

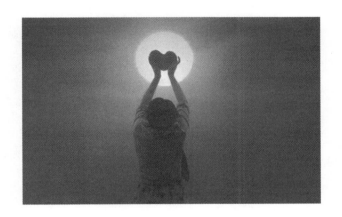

　　随着社会竞争越来越激烈，身处这个竞争激烈、纷繁复杂的社会环境中，每个人都感觉到压力。不同程度上的心理压力，会引起人的身心疾患的发生。轻者会引起一个人心理上的不健全，重者则会引起一些重大疾病，由此可见，消除这些心理压力刻不容缓。要想健康地生活和工作，就要学会一些缓解心理压力的小策略，这些小策略有助于调节自己的心理，营造一种健康积极的生活状态。

有氧运动，放松自我

运动之所以能够缓解内心的压力，与腓肽效应有关。当一个人的运动量超过某一水平时，体内便会产生一种物质，这种物质能够给机体带来愉悦。它能够愉悦人的神经，甚至可以把机体内所存在的压力和不满统统带走。但它产生的前提条件是长时间、连续性、中量至重量级的运动和深呼吸。有氧运动的特色是具有节奏韵律，可持续长时间的大肌肉活动。在所有的运动项目中，有氧运动最为合适，因此，如果想要缓解内心压力的话，可以选择做一些有氧运动。

有氧运动包括快走、慢跑、舒缓的舞蹈、游泳、骑自行车、滑雪、划船、爬山等。当一个人感觉到心理压力很大时，身体内部会产生一股能量，这个时候如果尝试做一些有氧运动，就可以把心理压力所产生的能量消耗掉，以此达到缓解内心压力的目的。因此，充满压力时，可以通过这种途径来化解内心的不满情绪。

想要缓解内心压力，可以尝试以下几种有氧运动：

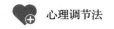

1. 有氧搏击

这种运动，要求运动者在运动时配合音乐节奏挥拳、踢腿。由于瞬间爆发力强、肢体伸展幅度大，因此运动量比传统的健美操更大，它更好地把拳击、太极、跆拳道的基本动作结合了起来。它要求运动者出拳时收缩腹肌、大吼一声，这不仅可锻炼腰腹肌，还可以把平时内心积攒的不良情绪通过大吼一声带出体外，是一种缓解情绪、释放压力的好方法。

但初试者在尝试时，一定要注意在手肘、膝盖、脚踝等关节处使用护套，保护肌腱及韧带，避免拉伤。另外还应该注意，做运动前要先做10分钟热身运动，把全身关节、肌肉放松后再开始挥拳。同时，如果运动后发现有肌肉酸痛的现象，最好能够立即冰敷。运动时保持全身放松，如果运动过程中出现任何不适症状，都应该立即停下来，防止出现意外情况。

2. 长跑

研究表明，遇到不如意的事情时，如果想要及时消除内心的沮丧情绪，最好的方法就是跑步。首先，跑步可以分散人的注意力，会使当前的心情得到很好的缓解。同时，一个人跑步时，身体会得到一种新的感受，这种感受有助于人们忽略前期因心情不好所带来的不适感。这是由于人感觉到内心沮丧，是脑神经元中缺乏多巴胺所致，长跑后，体内的多巴胺会不断增加，这样一来，便可以消除内心所持有的消极情绪。但心理学家建议，在长跑之前最好能够有短距离的慢跑作为过渡，不能追求速度。在跑步的过程中，当我们出现疲劳的情况时，要做适当的休息以后才能继续进行。

心理学家强调，如果想要保持健康的心理，最好能够坚持长期跑步，以促进体内荷尔蒙分泌量的增加。只有这样才能够锻炼机体的能力，在遇到不如意的事情时，不至于产生沮丧的心情，从而远离沮丧。

有氧运动既能够调节人的情绪，还可以缓解人内心的压力。诸如此类的运动还有很多，如游泳、骑自行车等。只有保持身心健康，才能更好地工作和生活，因此当你的内心遭遇压力时，不妨尝试一下。

面对压力，要找到最佳的疏解渠道

现代心身医学理论认为，压力是影响疾病发生、发展和预后的重要因素之一。通过长期的追踪研究发现，目前大多数的疾病发生与心理压力有关，甚至处于严重压力下的病人，其病情也会加重。近年来，世界各国的医学专家不断向人们发出警告，由心理压力引起的身心疾病已呈大幅度上升趋势，这种状况已经引起各界人士的关注。如何引导人们自我减压也势在

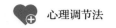

必行。

生活在这个快节奏、高效率、充满竞争与挑战的社会中，人们会受到内外环境的影响，产生一定的心理压力。面对这些心理压力，有些人把心理压力埋在心底，相反，有的人积极地去面对，采用各种方法化解心理压力。面对来自各个方面的心理压力，到底哪种方法比较好？答案显而易见，堵不如疏。只有及时疏通化解了这些压力，才能更好地生活与工作。

那么，在面对生活中的各种压力时，如何做才能疏通心理压力呢？

1. 正视各种问题，端正心理态度

生活在这个社会上，不可能没有心理压力，关键的问题是如何面对心理压力。虽然我们每个人都有自己的奋斗目标，但是要正确评估自己的能力。正确的人生目标应建立在实际的、力所能及的基础上，过高的期望只会让人整日觉得忧心忡忡。因此，无论是在工作还是生活中，如果产生心理压力，一定要学会调整自己的目标，学会客观地评价事情，面对成功与失败时要保持一颗平常心，只有这样才能使心情舒畅。

在与他人交往时，要学会宽容与忍让。金无足赤，人无完人。每个人都有自己的性情爱好，不可能都去迎合你的心意。当他人犯了错误时，要学会宽容对待，当他人的做法不符合自己的要求时，也要学会站在他人角度上多想想。如果你一味地要求他人怎样，最终只能让自己的不满情绪越来越大。因此，与他人交往，要学会低标准要求他人。只有这样，当他人符合自己的意愿时，才容易得到满足感。

2. 及时宣泄自己的不满情绪，保持轻松愉悦的心情

在生活工作中，我们会遇到各种各样的难题，难免会引起情绪的波动，尤其是不良情绪。如果这些不良情绪没能及时地宣泄掉，就会存放在我们的内心深处。当内心不良的情绪累积到一定程度的时候，就会带来各种各样的负面问题。因此，只有通过正确的途径来疏导内心的郁闷、愤怒和悲痛，才可以减轻或消除心理压力。

这种宣泄可以是多种形式的，比如：通过运动、哭泣、诉说等途径。当然在宣泄自己内心的郁闷情绪时，要采用合理的方法。采用打、砸、吼叫、迁怒于人、找替罪羊或发牢骚、说怪话等行为都是不可取的。宣泄应该采用文明、高雅、富有人情味的交流。只有这样，你才能真正体味到内心无比舒畅的感觉。相反，如果采用不当的方式，只会引来事后的后悔，引起新的心理压力。

3. 转移自己的注意力，找到新的奋斗目标

一个人在工作或生活中，如果遇到一些不开心或烦恼

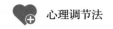

时，可以尝试着换种角度去思考，或者先把当前的事情放一放，寻找到新的感兴趣点，这样一来，大脑中新的情绪反应便会替代前期的印象，有利于自我心情的调节。比如，当我们心里感到难过的时候，尝试着去做一些能够令我们高兴的事情；当愤怒的时候，我们可以选择散步或听音乐来舒缓当前的紧张心情，使紧张的情绪慢慢松弛下来。因此，日常生活中，通过有意识地转移话题或从事别的事情可以有效地分散当前的注意力，使不良情绪得到缓解，有助于身心健康。

总之，无论是工作还是生活中，如果遇到困难，要采取有效的疏通压力的措施。如果你只是一味地把自己的情绪压在心中，只会让内心承受的压力越来越大，最终可能会出现可怕的后果。只有采用合理的疏通措施，才能保持身心的健康。

找人倾诉，减轻压力

上海某学院一栋宿舍楼发生火灾，其中该学院的4名女生在惊慌中跳楼逃生，不幸身亡。幸存下来的学生中，有些人感觉每天都生活得提心吊胆，心里留下了很大的阴影，不得不回家"疗伤"。

正如心理学家指出的，每个人都应该学习一些有效的心理减压方法。这样做，不但能够减轻这些不良事件对当事人的心理伤害程度，而且可以帮助我们身边的人更好地处理这些不良事件，何乐而不为呢？

工作生活中，当你遇到各种压力时，或是感觉自己承受着过大的心理压力时，不妨试试倾诉法。心理学家认为正确适当地倾诉自己的烦恼，可以帮助我们宣泄内心的压力，但值得注意的是，要注意自己的方式和方法，否则会造成新的人际关系问题，从而带来新的烦恼。因此，在运用这种方法时，要注意以下几点：

1. 注意选择倾诉的对象

当我们感觉到自己内心承受一定压力时，要学会适当倾诉。但是在选择这种方式时，一定要注意自己所选择的对象。有些时候造成我们内心压力的是一些不能向外人倾诉的隐私问题，因此，这就要求我们选择一些能够替自己严守秘密的朋友，可以是同性也可以是异性，但前提是能够确保你们的对话不会被泄漏出去。只有选择对了倾诉对象，才不会给你以后的生活增添新的烦恼。

随着社会的发展，人与人之间的关系变化异常紧张，多数人会选择不认识的人作为自己的倾诉对象。比如，在网上对网友倾诉。这种方式既可以有效地释放自己内心的压力，又不会担心日后自己所说的话，对自己造成不利的影响。

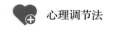

2. 倾诉的频率不要过于频繁

在选择倾诉对象的问题上，有些人不喜欢选择陌生人，他们往往会选择一些自认为比较亲密的人。不管选择什么样的人，都需要注意自己的倾诉频率，不能过于频繁。如果你经常在某人耳边唠叨同一个问题，会给人心里带来厌烦的感觉，可能前几遍别人会认真对待，再往下讲的话，对方也只能抱着敷衍的态度。更有甚者会引发双方关系紧张，为自己带来新的心理负担。

3. 主动调整自己的不良情绪

当你向他人倾诉自己的烦恼与压力时，面对对方的开解与安慰要主动调整自己的思维方式，顺着开解者的思维思考问题。俗话说，旁观者清，当你身陷谜团的时候，你可能无法全面了解当前的情形，因而内心会出现这样那样的困惑，所以当你把内心的愤懑之情宣泄出来以后，学会接纳别人的意见和建议，效果就会更加明显。

面对来自工作和生活中的压力，我们只有学会了积极主动地化解内心所承受的压力，才能保证身心的健康发展，从而为自己创造高质量的生活。如果你还在为一些事情感到心烦意乱，那么就大胆把内心的苦恼说出来吧，相信倾诉过后你一定会有一个好心情来面对以后的工作和生活。

换个事做，将厌倦的情绪转移出去

生活在大都市中的人们，面临着快速、高效的生活节奏，在这个周身充满竞争的时代，很多人选择把工作、生活中的苦闷压在心底。长此以往，人内心积压的东西越来越多，面对着每天周而复始的工作，容易让人产生厌烦、疲惫感。当你的内心感到对某项工作或事情疲惫不堪时，不妨换个事情做一下，改善当前的不良情绪，缓解内心的不满和烦躁之情。

这种方法的原理是，运用其他的事情来转移当前的注意力，从而使过于紧张烦躁的情绪达到缓和，使内心的情绪得到有效的缓解。可以选择的事情有：听音乐、散步、看电影、体育锻炼等，这些项目都可以调节人的神经活动，使原本紧张烦躁的情绪放松下来。

研究发现，如果一个人长期专注于一项工作的话，会使大脑某一区域处于一种过度紧张的状态，时间一长，就容易引起大脑疲惫，从而对所从事的工作产生厌倦心理。如果这个时候能够把握好时机，适时转移注意力的话，可以把先前产生的巨大压力轻松地转移出去。因此，如果想要更好地完成手头上的工作，那就一定要学会转移注意力。那么，想要达到最佳效果，具体可以从以下方面做起：

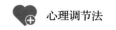

1. 抓准时机，合理有效地安排时间

想要高效率地完成任务，又不会产生厌倦心理，就要把握好转移注意力的时机。如果过早地转移注意力，可能不利于工作进度，但是如果等到已经形成巨大心理压力时，才采取措施，内心深处可能会对工作产生抵触心理。因此，适时转移最重要。这就要求我们，最好能够做一份详尽的时间安排表，把不同性质的工作也纳入其中。当工作一段时间后，再着手其他的工作，这样也可以在工作中找到不同的感觉，有效地避免大脑出现疲劳感。

2. 培养自己的兴趣与爱好

利用转移注意力的方法来缓解工作中的心理压力，要求你在接下来从事的工作中，能够找到工作的兴趣。我们不妨在日常生活和工作中，多培养一些自己的爱好，这有利于我们在工作中找到成就感。

朝着美好的事物去想，你也会变得美好

每天，有很多人总是在睡眼惺忪的时候便踏上了上班的路途，然后总是披星戴月地回到家中，这便是都市生活的现状。他们为了生计，也为了能够拥有更好的物质生活条件，每

天在公司与家之间来回奔波。面对飞速上涨的物价，为了得到领导的提拔，每个人都被生活压得喘不过气来。面对巨大的生活与工作压力，越来越多的人出现了这样或那样的心理疾病，这些心理压力如果不能够得到及时的纾解，可能会对今后生活和工作带来危害。当然，如果仅仅依靠休息和饮食来缓解压力，放松心情，是远远不够的。还需要我们在工作与生活中，保持一种愉悦的心情。如果我们已经感受到外界的压力，想要改变当前糟糕状况的话，可以让自己多想想美好的事情。

一个人之所以感觉到压力和紧张，主要是由于心理作用。有时候我们的要求过高，才会引起对目前状况的不满。如果一个人总是觉得自己的预期目标没有达到的话，就会产生各种各样的情绪，积累的时间长了，就会在心理上形成压力。如果能够经常想想美好的事情，引起内心对现在状况的满足，从而降低自己的心理要求，这样是有助于舒缓紧张的心理，调节心理压力的。因此，如果在日常生活中，感觉到心理压力大，想要改变目前的心理状况的话，那么先试着改变自己的心态吧！保持良好的心情，想象美好的事情可以从以下几个方面来做。

1. 幻想美好的前景

也许我们现在正处于一种很糟糕的状况之中，内心正面

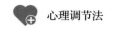

临着巨大的压力，这个时候我们不应该总去想那些不好的结果。现实生活中，有些人在面对问题的时候，总会强迫自己去猜想最坏的结果是什么，然后每天都活在紧张与不安之中，心理学家告诉我们，其实这样对于我们工作并没有什么好处。正确的做法应该是，在面对问题时，我们应尽可能地想，如果这件事成了，我们会怎么样。运用渡过这次难关以后的美好前景来鼓励自己，更加有利于我们战胜眼前的困难。这种将情景推向将来的假设，在一定程度上可以让眼前的心理压力逐渐得到释放。

2. 多回忆以前的美好事情

面对困难时，除了幻想美好的前景以外，我们还可以多回忆一下以前发生的美好事情。心理研究证明，那些美好的回忆可以有效地阻止造成人们内心压力的种种变化。因此，当我们感到有精神负担时，可以尝试多想一些与亲朋好友在一起的高兴场面，或者是多想想让人高兴的人或事，相信你的内心一定会有所改变。

3. 多想象一些优美的意境

当你感到外界的压力时，可以多想象一下那些安静优美的画面，或者是那些让人心驰神往的风景胜地。通过这些联想，能够给你带来一种清静悠闲的感觉，有利于放松心情，减轻内心的压力。

实践证明，经常想象一些美好的事情，可以使人保持一种乐观的心态。而那些经常会感到心理压力过重的人，通常是由于对自己或某事的要求过高，没有达到个人的心理要求所致。因此，那些保持乐观心态的人，往往更善于改变自己的心情，在面对困难时，他们总能调整自己的心理要求，以适应环境的要求。

调节休息和饮食，让身心健康

当一个人遭遇压力时会感到全身肌肉紧张和身体某些方面的变化，周而复始，会给一个人的身心造成很大的威胁。因此，在紧张繁忙的生活之余，要学会给自己一些奖励，以此来调动生活和工作的兴致，提高工作效率和生活质量。这里所说的奖励，主要是指主动地给自己适当的休息时间和安排合理的饮食。

工作并不是生活的全部，过度的脑力劳动和体力劳动都会导致人生理上和心理上的疲劳，造成工作效率低下，从而导致机体产生焦急和紧张的情绪。如果能够合理安排工作时间，做到劳逸结合的话，不但能够缓解大脑和身体的疲惫，同时也可以放松紧张心情，减轻心理压力。特别是上班一族，要

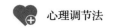

想保证高效率的工作与生活，充足的休息才是最重要的。当然，想要缓解内心的压力，只是补充一些睡眠是不够的。除补充睡眠外，还可以从以下几个方面来安排休息时间：

1. 安排好与家人朋友共享的时间

作为一个社会成员，你所拥有的不止是工作，更应该是你的家人和朋友，只有他们才是你生活的支柱。因此，在工作之余，要合理安排好时间与家人和朋友聚在一起聊天玩耍。你们可以互相交流一下双方当前工作、生活上的事情。也可以通过参加一些活动来加深双方友谊。利用这些共享的时间，一方面可以加深双方之间的感情，为良好的人际关系做铺垫，另一方面也可以接受一些新的知识，再者，通过短暂的交流可以有效地化解目前过于紧张的神经，从而缓解心理压力。

2. 安排好独自享有的时间

想要科学合理地调节自己的心理，在与朋友家人共享欢乐时光的同时，还应该保证充足的个人休息时间，使自己过于疲劳的身心通过充足的休息恢复过来。利用这段时间你可以补充睡眠，听音乐，参加舞蹈训练，抑或是参加一些体育运动。总之，只要能够引起自己兴趣的事情，你都可以尝试一下。但是要注意保持自己的体力，不能使自己过于劳累，从而影响接下来的工作。

除了保证充足的休息时间外，还应该给自己安排一顿精致的饭菜，犒劳一下自己，这样一来，可以让自己在繁忙劳动的同时，得到心理上的满足，从而大大提高生活的积极性。如果一个人只是低头忙于自己的工作，而忽略了自己胃部的要求的话，可能会觉得生活没有意义，人生只是劳动。相反，通过自己的劳动所得，满足自己的基本生理需求的话，会让一个人对明天的生活充满希望，从而更加努力地工作与生活。从现在开始，要改变不良的饮食习惯。

参照以下两个方面看看你的饮食是否合理：

1. 多吃健康食品，少吃方便食品

随着生活节奏的加快，一些方便食品便应运而生。如方便面、米线、粉丝等，加工起来很简便快捷，因而成为不少上班族的首选。实践证明，如果长期食用这些方便食品，轻则会造成营养不良，重则会引起重大的身体疾病。为了身心的健康发展，应该多选择一些健康的食品，如青菜、豆制品类、蛋类、鱼类等。同时在烹饪食物时，也尽可能多地采用蒸、煮制食品，尽量避免油炸食品的摄入。养成健康的饮食习惯还在于，多喝果汁和白开水取代咖啡。

2. 平衡饮食结构，保证营养全面

无论多么忙碌，回到家后，尝试着动手做一些简单的食物，如面条。在做食物的时候可以多放几种食材，保证营养均衡。每天你所需要的各种营养物质，都是通过所吃的食物转换过来的。因此，无论是大人还是小孩都要尽可能地尝试每种食物，不能养成挑食、偏食的毛病。只有这样，你才能吸收全面的营养。健康营养膳食的基本构成有：维生素、矿物质、碳水化合物、动物蛋白质、植物蛋白质及适量的脂肪。其中，维生素与矿物质主要来源于水果和蔬菜，而碳水化合物来源于富含糖类和淀粉类的食品，动物蛋白质多存在于红色肉类中，植物蛋白质多来源于豆类食品，健康的饮食中脂肪的含量应不超过30%。

面对外界的压力，只有合理安排好自己的饮食和休息，才能满足机体的生存需求。因而，想要轻松地面对工作和生活，必须先做到以上几点。也只有这样，才能有效地缓解内心的不良情绪，为高效率的工作提供基本保证。

第八章
心理疏通，及时摆脱消极的情绪

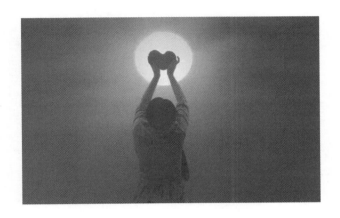

人的一生，从某种意义上说，就是一场自己与自己的争斗。每一个人的身上，都依附着两个自己：积极的自己和消极的自己。当身体内的两个自己发生斗争的时候，你的思想偏向于哪一个自己，那个自己就会是胜利的一方。没有谁能够左右得了这场争斗，除了你。在两个自己的争斗中，你就是运筹帷幄的将军！

防止坏情绪的侵蚀，生活处处美丽

在非洲草原上，有一种不起眼的动物叫吸血蝙蝠，是野马的天敌。它们常叮在野马的腿上吸血，用锋利的牙齿敏捷地刺破野马的皮肤，然后用尖尖的嘴吸血。野马受到这种攻击后，马上开始蹦跳、狂奔，却总是无法摆脱。蝙蝠从容不迫地吸附在野马身上，落在野马头上，直到吃饱吸足后才满意地飞去。而野马常常在暴怒、狂奔、流血中无可奈何地死去。

小小的吸血蝙蝠哪来这么大的本事，竟可以吸干野马的血导致其死亡？动物学家分析发现，其实吸血蝙蝠所吸的血量是微不足道的，远不会置野马于死地，野马的死因是暴怒和狂奔。

听了这个故事，很多人都感到十分震惊，不过是吸一点点血，怎么可能会气到死掉？一位心理学家表示："野马是一种极易暴躁，容易动肝火的动物，而吸血蝙蝠的行为是对野马的一种挑战，引起了野马剧烈的情绪反应，最终导致死亡。"

从野马暴怒致死的现象中，我们不难发现，生气对人的身体健康十分不利。我们在学习或工作中，也常会有一些人为

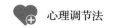

了一些芝麻绿豆的小事而情绪激动，甚至引发痼疾。可见，生气是件十分费力不讨好的事情，这正验证了那句老话："生气是拿别人的错误惩罚自己。"

很多人常常对生气不以为然，以致忽视了负面情绪对身体造成的伤害。实际上，情绪波动过大会引发消极悲伤的情绪，当消极悲伤的情绪超过正常的心理承受限度时，就会造成重要的生理机能失调，进而导致疾病的发生。

心灵的房间，不打扫就会落满灰尘。我们每天都要经历一些开心或不开心的事情，心里的事情一多，就会变得杂乱无序。痛苦的情绪和不愉快的记忆，如果整日充斥在心里，就会使人萎靡不振。所以，我们应该经常打扫心灵的房间，使黯然的心变得敞亮，把无谓的痛苦删除，为快乐腾出更多更大的空间。

一位农场主，雇了一个水管工来安装农舍的水管。水管工的运气很糟糕，第一天，因为车子的轮胎爆裂，耽误了一个小时的工作；第二天电钻坏了；最后一天，开来的那辆载重一吨的老爷车趴了窝。

收工后，好心的雇主开车把水管工送回家，水管工也邀请雇主到屋内小坐。奇怪的是，到达门口时，满脸晦气的水管工并没有马上进门，而是伸出双手，抚摸门旁一棵小树的枝丫。

等到门打开时，水管工满脸愁容立刻消失，取而代之的是满脸的轻松与愉快，他紧紧地抱住了自己的两个孩子，并给迎上来的妻子一个温柔的吻。和谐的家庭气氛，其乐融融的画面，让人丝毫感觉不出水管工回家前的惆怅。在家中，水管工喜气洋洋地招待农场主，并和家人讲自己工作时的趣事。

　　雇主离开时，水管工出门相送。雇主按捺不住好奇心，问道："刚才你在门口时，为什么要抚摸小树的枝丫？而且你进门前后情绪的反差好大啊！"水管工微笑地回答："那是我的'烦恼树'，我在外面工作，磕磕碰碰总是有的。可是烦恼不能带进门，我不想让我的太太和孩子为我担心。所以我就把烦恼挂在树上，让老天爷暂时管着，等到明天出门时再拿走。奇怪的是，等我第二天再到树前，'烦恼'大半都不见了。"

　　雇主立刻明白，原来那棵小树是水管工排除心中烦恼的秘密武器啊！

　　野马和水管工，同样遇到不顺心的事，可是为什么结局却完全不同呢？原因就在于他们是否有效控制了自己的坏情绪。野马储存了满满的坏情绪，而且越来越多，最后超过了自己的心理负荷，最终死亡；水管工选择以一种特殊的方式为坏情绪找了一个出口，进一点，出一点，只保留简单的幸福。

　　坏情绪就像慢性毒药，在体内会渐渐地蔓延，直至侵蚀人的整个心灵。生活中很多事都在我们的控制之外，躲不

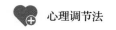

掉，也逃不开。我们唯一能做的就是调节情绪，避免事情向更坏更糟的方向发展。

当你对生活环境感到极端厌倦、压抑时，可以适当地发泄一下内心的积郁，使内心的不快情绪得到彻底宣泄。这时候，你可以找一些事情使自己忙碌起来，也可以看看电影、听听音乐，做一些自己喜欢的事情，还可以找一个可以信任的朋友倾诉心中的苦闷，排解内心的不快。

同时，我们也应该学会宽容地对待周围的人和事。俗语说："退一步海阔天空"，如果凡事都斤斤计较，只会将自己推入死胡同，桎梏自己的心灵。记住该记住的，忘记该忘记的，改变能改变的，接受不能改变的。这样，人生才可以简单而又快乐。

其实，生活中处处都很美丽，人间繁华的无穷诱惑，凡尘俗世的庸人自扰，种种的不快其实只是过眼烟云。人生需要自我解脱，何必苦苦执着于一时的不快，掌控自己的心态，阻止坏情绪继续蔓延，让所有的苦闷都随着你平和的心态烟消云散吧！

只要心态不消极，生活就不会绝望

对于现代社会大多数人来说，通常都会遇到生活中小的挫折和无奈，但这些挫折和无奈又被认为是不可更改的、不可逆转的，于是轻易地选择了消沉。其实大多数时候，这只是一种错觉，这些"不可能"把我们的生命"围"住了。

每一朵乌云都会有一丝亮光，每一个人生都有一线希望。绝境，永远都只是弱者的绊脚石，而对于真正的强者来说，绝境会是人生最佳的垫脚石。如果你在绝境中仍保持乐观的心态、坚定的信仰，那希望之火就会永不泯灭，成功终会敲响你的房门；如果你在绝境之中被消极心态所侵蚀，那你的前方就会布满疑云迷雾，即使出现机会也看不清、抓不到。保持良好的心态，再坚持一分钟，也许下一个成功者就是你。

普拉格曼是美国当代著名的小说家，可他连高中都没有读完，很多人都奇怪为什么这样一个低学历的人会取得如此巨大的成就。在一次长篇小说颁奖典礼上，普拉格曼解答了人们的疑惑。

1944年8月的一天午夜，正值第二次世界大战期间，当时普拉格曼正在海军部队服役。两天前他在一次战役中受了伤，双腿暂时瘫痪。为了挽救他的生命和双腿，舰长下令由一个海军下士驾一艘小船，趁着夜色把他送上岸去战地医院医治。不幸的是小船在那不勒斯海湾中迷失了方向，自责和恐惧使那名掌舵的下士惊慌失措，准备拔枪自杀。

就在枪声即将响起的那一刻，普拉格曼镇定自如地对他

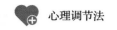

说："别开枪，虽然我们在危机四伏的黑暗中飘荡了4个多小时，孤立无援，而且我还在淌血。但即使失败也要有耐心，绝不能随便陷入绝望的深渊。"等他把话说完，突然前方岸上射向敌机的高射炮的爆炸火光闪亮起来，原来他们的小船离码头只有不到3海里的距离。

这段经历给了普拉格曼很大的启示。第二次世界大战后，普拉格曼立志成为一名作家，开始时，每当他满心期望地投稿时，换来的都是退稿的结局，身边的亲戚朋友也都说他没有这方面的天分，劝他放弃。普拉格曼也开始怀疑自己，当他决定要放弃的时候，他忽然想起了那戏剧性的一晚，于是他重新鼓起勇气，一次又一次突破生活中各种各样的"围墙"，终于取得了现在的灿烂和辉煌。

试想，如果当时普拉格曼放弃了，那他失去的将是什么？是两条生命！生活亦是如此，有的时候，我们对这个世界充满了恐惧和困惑，总会轻易地想到放弃。可实际上，人生没有绝望的处境，只有在处境中绝望的人。心理学家分析，绝境中恐慌、害怕、焦虑等各种负面情绪固然可怕，但如果当事人不能够进行正确的自我心理引导的话，那很有可能受一时情绪的控制，酿成令人抱憾终身的结局。

历史上关于绝处逢生的事例比比皆是。面对国破家亡的奇耻大辱，越王勾践没有就此放弃，他痛定思痛，卧薪尝胆，最终完成了复国大业；面对双耳失聪对音乐生涯的威胁，贝多芬并没有选择放弃，他扼住了命运的咽喉，演奏出了辉煌的《命运》绝响……在人生绝境面前，这两位先辈并没有自怨自艾、怨天尤人。相反，他们以坚忍的毅力笑对命运的捉弄，凭借对人生追求的信仰，在绝境中掌控了自己的心态，进而掌控了自己的命运，在历史长河中为自己谱写了完美无憾的篇章。可见，人生没有真正的绝境，心态决定命运。

生活中的你或许有这样或那样的不如意，那么请细想一下，是什么导致了这些不幸的结局？也许导致这种不幸的不是别人，正是你自己。是你消极的心态把你推上了不幸的列车，是你最后的放弃让你与原本属于你的幸福失之交臂。

生活中，每个人或多或少都会遇到自己的人生绝境。或许你正身患绝症，对明天失去了希望；或许你的事业陷入困境，你的公司随时都有破产的危险；又或许你正陷入巨额负债中不知道未来如何……逆境中，怨天尤人和乐观面对是两种截然不同的心态，怎样的心态在某种程度上就意味着怎样的命运。是福是祸，是对是错，一切都源于你的选择，你是想在泥沼中深陷，还是在烈火中重生？

当你下一次选择放弃时，请闭上眼，默默对自己说三次："没有绝望的生活，只有消极的心态。"也许当你睁开眼睛时，你便会发现，成功已悄然来临。

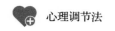

不要把失败当打击，而应该当成一种机会

人们都渴望成功，厌恶失败。更有甚者，还为自己定下了"宁可没有成功的机会，也要避免遭受失败的痛苦"的座右铭。可是，谁没有失败过，谁一生总是被成功的喜悦包围呢？世间种种总是先苦后甜，经历过风吹雨打的果实才会更香、更甜。

许多人都只看重成功时的辉煌，却忽视了成功之前无数的艰辛和失败。日本企业家本田说："很多人都梦想成功，可是我认为，只有经过反复的失败和反思，才会成功。实际上，成功只代表你努力的1%，它只是另外99%的被称为失败的东西的结晶。"

成功总是在最高处散发着炫彩夺目的光芒，但攀越高峰的阶梯，正是成功前失败的磨炼。站在低处仰视，成功遥不可及，但如果你顺着阶梯向上爬，说不定还会长出一对美丽的翅膀，直接带你飞向彩云的最高处。

有个人，他出生在荒野上一个孤独的小木屋里，从小就做挑水、劈柴等繁重的体力工作。然而，在他的大半个人生中，上帝并没有眷顾这个不幸的人，让他经历了人间百态，历尽世间沧桑。

7岁，他全家被赶出居住地，经过长途跋涉，穿过茫茫荒野，终于找到一个窝棚居住。

9岁，他年仅34岁的母亲不幸去世。

22岁，他决定经商，失败。

23岁，竞选州议员，但落选了。

24岁，向朋友借钱经商，年底破产，直至16年后，才把这笔钱还清。

25岁，他再一次参加州议员竞选，这次终于成功了。

26岁，他订婚了，但离结婚还差几个月的时候，未婚妻不幸病逝。他心力交瘁，数月卧床不起，患了精神衰弱症。

29岁到31岁的3年内，他调整好身心状态，决定竞选州议会议长、国会议员等，但全部以失败告终。

37岁时，他幸运地当选美国国会议员，在两年任期满时他决定争取连任，但很遗憾，他落选了。

47岁到49岁期间，他曾两次尝试着竞选美国副总统一职，但仍然失败。

51岁，他成功当选美国总统。

他就是美国第16任总统，亚伯拉罕·林肯。

家境贫寒，母亲早亡，2次经商失败，11次竞选8次失败，孤苦奋斗，厄运不断，这是林肯一生的真实写照。为此，林肯心碎过、痛苦过、崩溃过。但是，他最终还是成功了。林肯曾这样评价自己："虽心碎，但依然火热；虽痛苦，但依然镇

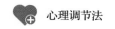

定；虽崩溃，但依然自信。因为我坚信，对付屡战屡败的最好办法，就是屡败屡战、永不放弃。"

"宝剑锋从磨砺出，梅花香自苦寒来"，失败是人生必修的课程，而林肯，无疑是这堂课最好的学生。他不断地遭受打击，却又不断地与命运抗衡，拼搏、努力、奋斗过后，终于迎来了人生最大的辉煌，成为令全世界都为之叹服的伟人。也许，冥冥之中自有定数，先前所有的不幸都是为他日后的巨大成就做准备。

我们要学会正确看待失败，在失败中看到希望的曙光，否则，就很有可能会踏上生命的不归路。想当年，项羽一败涂地，自觉无颜见江东父老，遂自刎乌江。输不起的西楚霸王，彻底地败了。他不是输在那次决战，而是输在他甘败的心态。若干年后，杜牧游此地时题下了"胜败兵家事不期，包羞忍耻是男儿。江东子弟多才俊，卷土重来未可知"的诗句。霸王已随时光消逝，但留给后人的却是无尽的惋惜和揣测。时至今日，我们仍不禁联想，倘若项羽当时真的驾船而去，那中国的历史又该怎样改写呢？

从失败中吸取经验是千古不变的法则，这个法则不仅适用个人发展，也适合企业的管理。世界上最大的日用品公司宝洁公司曾流传着这样一个不成文的规定：宝洁公司的员工如果在3个月内没有出现任何错误，就会被视为不合格的员工。对此，宝洁公司全球董事长白波先生解释说：这证明在这3个月内，他什么也没做。

保洁公司的规定向我们展示了一个赋有韵味的道理：成功是蕴于失败之中的，是由无数次的失败汇聚而成的。没有人可以毫无过错地诠释自己的人生，只有在经历了挫折、苦难、痛苦之后，才能从中得到感悟，化消极为积极，使失败成为人生的垫脚石，一步步迈向成功的辉煌大道。

其实，成功和失败在同一轨迹上，他们是一对孪生兄弟，总是相伴而生。人的一生，说到底，就是在成功和失败之间荡秋千。古今中外哪一个有成就的人不是经历了无数次失败，然后在失败的泥坑中爬起来勇往直前的。对他们来讲，就算有一千次的失败，也会有第一千零一次地站起来。

没有失败，就无所谓成功，关键是看我们对于失败的态度。而生活就是要面对失败和挫折。当你一蹶不振而悲观失望时，切记失败是成功之母，几次碰壁不算什么，人生后边的路还很长很长。

任何人，都在尝试错误的过程中不断进步，人生处处都有失败，而真正的强者，即使失败，仍能看到希望，韬光养晦后重新奋起。人生真正的完美，也许并不在于你有多少次成功，而在于你失败后毅然站起的次数，正如美国通用电器公司创始人沃特所言："通向成功的路就是把你失败的次数增加

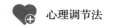

一倍。"

把批评当做动力，在进步中提升自信

三个刚开始学习绘画的人想知道自己的画有多大价值，于是将自己的得意之作以1000元的标价出售。他们的第一个顾客都说了一句相同的话："你的画有什么好，根本不值那么多钱。"

其中一个人听到这样的批评后，对自己的画好好审视了一番，觉得自己还有很大的潜力，最终以2000元的价格将画出售，之后，他时刻谨记那个人的批评，刻苦努力，终于成为著名的画家，他就是16世纪意大利著名画家丁托列托。

另一个人听了同样的批评后，看着自己的画沉思了一会儿，然后轻轻地将画撕毁，从此改行，致力于雕塑，最终成了一代宗师，他就是唐代著名雕塑家杨惠之。

第三个人听了批评后，感觉备受打击，情绪低落，将自己的画以500元的价格出售。从此，这个人一蹶不振，最终只是个不入流的街头画匠，一事无成。

面对同样的批评，这三个人表现出了不同的态度，也演绎了不一样的人生。丁托列托将批评化作动力，并以此激励自己，成为自己拼搏的指明灯；杨惠之将批评当作镜子，照出了自己的不足，并以此为人生的转折点，指引自己走向另一个成功的巅峰；而至今我们仍无法说出名字的那个人，将批评视作毒药，从此一蹶不振，一不小心毁了自己的一生。

如果你受到了批评，那你可以偷笑了，因为这至少证明你已经得到了别人的注意。古语云："金无足赤，人无完人""人非圣贤，孰能无过"，人活在世上，没有人可以完全正确地诠释自己的人生，在生活或工作当中，受到批评也是一件很平常的事情。批评无所谓，谁都要经历，重要的是，别把过多的精力放在上面，别让它影响了你。

良药苦口利于病，忠言逆耳利于行。一棵参天大树成为栋梁之材，必须要经过风霜雪雨的洗礼，必须不断地修枝打杈。人要进步，同样需要别人的批评、督导、鞭策和帮助。苏联著名作家奥斯特洛夫斯基有这样一句名言："批评，这是正常的血液循环，没有它就不免有停滞和生病的现象。"如果你受到了善意的批评，那一定要记得感恩，感恩别人对你的不吝赐教，感恩别人给了你进步的机会。

我们几乎每天都要经历各种各样的批评，面对批评，我们要把握好自己，同时也要把握好别人。如果你的老板不分青红皂白批评了你，那你就会明白老板的为人，也可以从中判断一下，公司在这样一位老板的带领下能否走向辉煌，也为自己

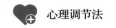

将来的事业增加了一个衡量的砝码；如果你不小心犯了错，而你的朋友却只知道一味地指责你，那你可以从中体味，他（她）是否是那个可以和你同甘共苦的兄弟或姐妹。

1929年，美国教育界发生了一件大事。好几年前，一位名叫罗伯特·哈金斯的年轻人一边在耶鲁大学读书，一边打工，做过侍者、伐木工、家庭教师等工作。不过8年的时间，他竟受聘为全美第四的芝加哥大学校长，当时他年仅30岁，这真不可思议！一些年长的教育学家都很不以为然，各种批评纷至沓来：他太年轻啦！他没有经验！他的教育理念是荒谬的……最后连媒体报道也不能保持客观，加入了这场攻击。

哈金斯上班那天，一位友人对他的父亲说："今早的报纸上全都是诋毁你儿子的言论，这真令人惊讶！"

哈金斯的父亲回答："真的是很严重，不过我们都知道，没有人会踢一只死狗。"

确实如此，越勇猛的狗，人们踢起来就越有成就感。

很多时候，他人之所以要恶意地批评你，是因为他觉得你在某些方面比他强，他的目的无非是想借贬低你而显示自己，这恰恰反证了你是一个有实力、有能力的人。有了这种思想，你就不会被任何批评和诽谤之箭所伤了。

对于别人的批评，我们也可以采取置之不理的态度。那样的话，任何尖刻的批评和恶意的中伤，都不能损你分毫。正像林肯说过的那样："只要我不对任何人的攻击做出反应，这件事就会到此为止。"

批评，总是在不停地和我们玩着变脸游戏，在它迅速而模糊的变脸过程中，我们被搞得糊里糊涂。但是看完它的变脸之后，如果它对你露出的是天使的脸，你可以微笑之后说声谢谢，在改进中越发自信；如果它露出的是魔鬼的脸，你可以站在阳光下，让它在阳光的照射下烟消云散。不要过多在意它的脸是天使还是魔鬼，不要让它成为你前进的绊脚石。无论它对你变出什么样的脸，你都要昂首挺胸大步向前走，心情愉悦地走向更远更美的远方。

看重过程，看淡结局

生活中你是否有这样的体会，好不容易约到了心仪的女孩子，你很紧张。心想这次约会很重要，一定要把自己最完美的一面展现在这个女孩面前，心中如此念叨，可结果往往事与愿违，你不但常常出丑，有时竟连最基本的礼仪也忘了。

我们希望每一个爱情故事都有美好的结局，我们希望所有事情都可以在自己的期望中画下完美的句点。但世事难料，很多事不可能在我们期望的轨迹中顺利行驶，有时甚至

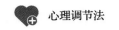

会与你的目标背道而驰，给你致命一击。面对如此残酷的结局，你是患得患失、怨天尤人，还是微笑着和失败说再见，让一切从头来过？

失败通常是欺负老实人的，你越是害怕，失败就越可能降临在你身上，就好像美国伟大的高空绳索平衡专家瓦伦达先生一样。

20世纪50年代，瓦伦达先生有一次非常重要的演出，当时还有电视转播，全国观众都在期盼着这位高空绳索平衡专家的精彩表演。但遗憾的是，在表演中从没有出现过失误的瓦伦达此次竟发挥失常，从高空坠落而亡。

事后记者采访瓦伦达太太，试图找出失事的原因，结果瓦伦达的妻子说，她早料到这次表演会出事，因为她的先生每次走钢索的时候都只专注于脚下，从来不想其他。可是在出事前，瓦伦达先生却不断地说："这次太重要了，不能失败，决不能失败"，而结果却真的失败了！

瓦伦达的失败正是他强烈心理暗示的结果。当一个人极度担心某事发生时，这个事在他头脑里的景象就会变得清晰、具体，就像一盏灯吸引飞蛾投火似的直奔而来。试想，如果瓦伦达在那次走钢索前，总是暗示自己要"成功"，然后想象成功后的景象，那他成功的可能性就会大幅提高，也许就不会落得如此田地了。

美国斯坦福大学的研究也证实，人在大脑中产生的意象往往会导致事情的结果，就好像一个篮球运动员在罚球的时候反复告诫自己，不能投偏了，而结果往往正是投偏！所以，在生活中面临重要事情的时候，我们要保持平常心，不要给自己太大的压力，以免临场表现失常。

有个少年想成为少林寺最出色的弟子。他问大师："我要多少年才能那么出色？"

大师回答说："至少10年。"

少年说："10年时间太长了。如果我付出双倍的努力，需要多长时间呢？"

大师回答说："20年。"

少年又问："如果我夜以继日地练习呢？"

大师回答说："30年。"

少年灰心了，他不解地问大师："为什么我每次说更加努力，你反而告诉我需要更长的时间？"

大师说："当你一只眼睛只顾盯着目标时，那么就只剩下一只眼睛去寻找道路了。"

人的大脑只有一个磁盘，如果被一大堆无关紧要的小事占用了，大事就没有了储存的空间，就会丢失或遗忘。而像这位少年这样的完美主义者总是犯一个错误：为了追求完美而"因噎废食"。

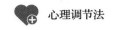

在现实生活中，人们做任何事情，总是想得太多，太在乎事情所带来的后果，太在乎别人的闲言碎语、说三道四，太在乎现在和未来的一切，而恰恰忽略了事情的本身。我们的大脑成天被各种欲望塞得满满的，身体被压得气喘吁吁，在这样的重荷下，我们能把事情做好吗？结果我们总是偏离预定的轨道，离成功就会越来越远！

要想成功，就必须保持一个良好的心态，不在乎成功的时间，不在乎自己是否是最出色的，只把精力放在自己每一次小小的进步上，放在对自己能力的发挥和发掘上。

凡事不要太过着急，拥有一颗平常心，你会发觉其实它并不是那么难，而且你在一边付出，一边享受自己的付出的时候，你会在不知不觉中见证自己的成功，那时你会发现原来成功这么快，过程这么短。

法拉第说过一句话："拼命去换取成功，但不希望一定会成功，结果往往会成功。"如果你已经选准了目标，就只管埋下头来做，专注事情本身，而不是专注于事情所附带的价值意义，专心致志地把眼前的事情做好，不过多地考虑结果如何，那么成功自然而然就来了！也许，成功的真谛就在于：对过程要积极，对结果要淡然。

扭转逆境，切忌破罐子破摔

一间房子如果窗户破了，没有人去修补，隔不久，其他的窗户也会莫名其妙地被人打破；一面墙上如果出现一些涂鸦没有清洗掉，很快墙上就会布满乱七八糟、不堪入目的东西；同样，一个人倘若经历了打击，就可能从此失去信心，破罐破摔，一蹶不振，如行尸走肉般活着。

在人生的旅途上，尽管人人盼望幸福，无人喜欢磨难，但它们却像孪生姐妹，永远在生活的舞台上相伴共生。面对不幸，面对潦倒，我们所要做的不是怨天尤人、自暴自弃，而应该不断捕捉生存智慧，承受苦难，直面打击，使自己像金子般闪闪发光。等到有一天，当你真正成为熠熠生辉的金子时，任何人都掩不住你灿烂夺目的光辉。

身陷逆境，不同人的态度也截然不同，有的人愿意乞怜，有的人会自暴自弃，有的人习惯诉苦，而有的人则会奋力自救。当然，你选择怎样的态度，也就选择了你最终的结果。

有一个不幸的小女孩，她一岁半时突患猩红热，连日高烧并昏迷不醒。当她苏醒过来时，眼睛被烧瞎了，耳朵被烧聋了，那一张灵巧的小嘴也不会说话了。从此，她坠入了一个黑暗而沉寂的世界，陷入了痛苦的深渊。

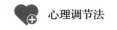

然而，这个不幸的小女孩并没有就此放弃生命，她在黑暗世界中学会了读书、交流，并掌握了英、法、德、拉丁、希腊五种文字，还考上了著名的拉德克里夫学院。

大学期间，她写了《我生命的故事》，讲述她战胜病残的经历，为成千上万的残疾人和正常人带来鼓舞。这本书被译成了50多种文字，在世界各国流传。

1904年6月，她以优异的成绩从拉德克里夫学院毕业。两年后，她被任命为马萨诸塞州盲人委员会主席，开始了为盲人服务的社会工作。后来，她又在全美巡回演讲，为促进实施聋盲人教育计划和治疗计划而奔波。

1921年，她组织成立了美国盲人基金会民间组织。

第二次世界大战期间，她访问了多所医院，慰问失明的士兵们。

1964年她被授予美国公民最高荣誉——总统自由勋章，次年又被推选为世界十名杰出妇女之一。

她，就是海伦·凯勒。

著名作家马克·吐温说："19世纪出现了两个了不起的人物，一个是拿破仑，一个就是海伦·凯勒。"

作为世界上最伟大的女性之一，海伦·凯勒的故事激励了一代又一代的年轻人。面对自身的残疾，她并没有就此放弃希望，而是拼命去学习、去努力、去与命运抗衡，最后终于获得了常人所不能获得的巨大成就。

我们不禁在想，她的动力到底是什么？是对亲人的疼惜，对生命的热爱，对命运的不甘。她想做生命的强者，想做自己命运的主宰，因为不曾放弃，所以她将世界踩在了脚下。事实证明，在逆境中，只要你不让自己消沉颓废，压力是不能把你怎样的。

当你遇到上天对你的考验时，千万不可轻言放弃。放弃了，只会使你的现状越来越差，让情况越来越糟，直到你生命的低谷。很多事发生了就是发生了，我们已无法改变，唯一可以做的就是接受现实，并且向前走，把自己身上的优点变成优势，让命运向你低头，再次将生命演绎得淋漓尽致。

我们每一个人都会有身陷逆境的时候，与其悲伤流泪，还不如从自己现有的条件出发去慢慢耕耘，一旦机会来临，就紧紧抓住机会，永不言败，变逆境为顺境。

很多时候，若是你遇到了人生的坎坷，没有人可以真正帮你脱离苦海，你能依靠的只有你自己。如此一来，自救才是你摆脱逆境的唯一方法。唯有冲锋陷阵，杀出一条血路，才能求得海阔天空的生存空间。正所谓，狭路相逢勇者胜！当别人帮不了你的时候，上帝也无法救你的时候，你只有自己救自己了。

有道是"自助者天助"，无论你身处多大的逆境，都不

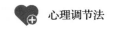

可以破罐破摔。只要你有心摆脱逆境，并且付诸行动，你就一定能改变现状，重获新生。当一个人的意志变成一块顽石时，没有什么可以打败他，更没有什么可以吓倒他。

生命，需要在痛苦中挣扎，在挣扎中成长，在成长后成熟，在成熟后永生。每个人的生命只有一次，在这短短的生命过程中，我们真的没有太多的时间去抱怨、去悔恨，也不能因为一次不幸就将太阳从你的天空中驱走。人生的路，就算布满荆棘，我们也要踏过那带血的土地，沿着太阳升起的方向，去追寻阳光和雨露。

第九章
心理磨砺，终在煎熬中迎来光明

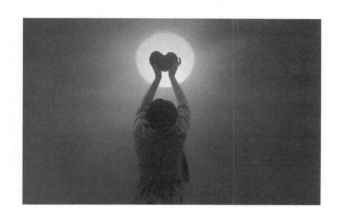

生活中，我们会遇到各种各样的意外，这些是任何人都无法脱逃的现实。虽然我们无法选择这些事情，但是我们可以选择自己的态度。当意外到来时，应该以一种什么样的姿态去面对，才是至关重要的一点。很多时候，我们会被内心的痛苦和烦闷所击败，选择放弃很容易，但是面对美好的生活，你真的就心甘情愿被困难打倒吗？我想答案应该是"不"。那么，从现在起，我们应该学会坚强和独立，不被痛苦所击败，学会重新站立起来行走。

足够坚强，就不会被痛苦击倒

　　谁的一生都不会是一帆风顺的，当遇到困难和失意时，你会以什么样的姿态去面对？有的人稍微遇到一点挫折便抱怨人生的不公平，终日怨声载道；而有的人，视苦难如财富，在困难面前，毫不退缩。如何去面对现实生活中的痛苦？如果你没有战胜痛苦的勇气，便会被痛苦所击倒。在面对生活中的不幸时，如果你没能战胜它，反而被它击倒的话，说明你还不够坚强。当看到下面这个真实的故事后，相信你也会和我一样，开始重新审视生活中所遭受的痛苦。与他相比，我们所受的痛苦还算得了什么？

　　他叫罗月华，一个年仅28岁却身患重症肌无力的绝症患者，同时他也是一个与病魔抗争的文学青年。从懂事的那天起，他就知道了自己所要面对的残酷现实，然而他却坚强地走了下来，同时取得了巨大的成就。在他10岁的时候，只能举起1千克重的东西，到了13岁时他只能够依靠棍子行走，15岁时，他却连家门也走不出去，18岁时，完全不能行走。本该正值风华正茂时节，他却被病魔夺去了自由。如今的

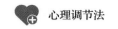

他，连站立起来都很困难，就更别提行走了。就是这样一个28岁的年轻人，用自己的坚强谱写了一曲生命的壮歌。虽然上天给了他这样的身体，他却用自己的苦难创造出了更大的价值。

在他28年的坎坷人生路上，他克服了疾病和贫困的生活，用惊人的毅力追寻自己的梦想，用7年的时间完成了6部武侠小说、1部诗歌文体小说和1部生活感受文集。他曾获得多项公开征文及网络文学大奖。用他自己的话说，他生存的唯一理由就是写作，因为除此以外，人生并没有给他任何多余的选择。"我并不奢望自己的书能够永留人间，只企求它能够变成铅字，证明我曾经来过，耕耘过，追求过，奋斗过，抗争过。"罗月华说。

"我知道我纤弱的手很难再为自己撑起一片无雨的晴空，我知道我稚嫩的肩已很难再担负起太多的屈辱与沉重，既然生命要塑造一段痛苦，就让我在痛苦中磨砺，在痛苦中挣扎，在痛苦中充实吧！"这是罗月华在面对生命的考验时，自己最真实的想法。

的确，生命给予罗月华的是病魔的残酷折磨。然而他回应病魔的却是生活的精彩。罗月华正是用自身行动告诉我们，面对痛苦时，我们可以做得更好。生命中，可能会出现这样那样的意外，既然我们无法对现实做出选择，那么我们就对自己做出选择。只是一味地沉浸在痛苦中无法自拔，倒不如坚强地站立起来，继续向前走，至少前途不会比现在更糟糕。

在人生的旅途中，我们会经历许许多多的痛苦和挫折，有些人选择了放弃，学会了流泪，觉得自己会失败，因而便停滞不前。其实生活中永远没有过不去的坎，只要你努力了，就会得到不一样的结果。既然我们无法选择避免痛苦，那么至少在面对痛苦时，我们可以努力让自己的生命更加完美动人。如果你无法从痛苦中站立起来，迎接生命的挑战，表明你还不够坚强。其实，生活中最大的敌人并不是别人，而是我们自己，只要你可以说服自己的内心，勇敢地接受这一切，梦想总会有实现的那一天。可能生活真的很累、很难，需要停下休息，但是这些不能成为我们停滞不前的借口。每个人都可以并应该去面对那些必须经历的痛与苦。当你学会用自己的方式去克服那些困难和痛苦时，则表明你已经学会了坚强，真的懂得了生活

没有一个人不会坚强，只是他们不愿意或不敢坚强罢了。当我们面对来自生活中的痛苦时，多想想那些关心和爱护我们的亲人，难道我们不应该坚强吗？虽然每个人所生活的空间不同，但是都需要用乐观的态度去面对生活中的一切。虽然我们目前所处的境况不如意，但是相信只要我们学

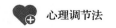

会了坚强，只要我们努力去做了，一样可以得到自己想要的生活。

我们无法选择自己的生命，但是我们可以选择生活的态度。当你真正学会坚强，在遇到任何事情的时候都能够坚强面对的话，那么从此以后，你便不会再惧怕任何困难与挫折，更不会被痛苦所打倒。也只有这样才能微笑着面对生活中的考验，明白生活的真谛。

心怀感恩，能化解抱怨

每天早出晚归，加班加点，得到的薪水却那么少；本来工作已经很积极主动了，老板却总是嫌弃我们不够努力；一路飞奔到公交站台，要乘坐的车却刚好关上门，扬尘而去；本想专心致志地工作，楼上却总是传来吵闹的声音。生活总是处于这种状态，似乎总与我们作对，面对那么多的无奈，伴随而来的是无尽的抱怨——抱怨生活太辛苦；抱怨老板太苛刻；抱怨司机冷漠；抱怨邻居太烦人。总之，似乎周围的一切看起来都不顺眼，都能引起我们的抱怨。经济社会，做什么事情都讲究"有效"，抱怨也一样。面对同样的抱怨，如果能够掌握技巧的话，则会带来不同的效果。

在一份关于职场抱怨状态调查报告中，参与调查的5000人中，有65.7%的人表示平均一天抱怨次数在1~5次。同时，每天抱怨6到10次的人中，男性所占的比例超过女性3.5个百分点。面对竞争激烈的生存环境，每个人都生活得紧张而忙碌，因此难免会产生这样那样的抱怨情绪。然而绝大多数情况下，这些抱怨也只是想发泄一下心中的不满而已。实际上这个方式对于缓解内心的压力，根本没有任何作用，相反，只会导致不良情绪的传染和积压。因此，在面对生活中的挫折和困难时，不要只是一味地抱怨生活的痛苦。那么想要真正做到不抱怨，可以从以下几个方面做起：

1. 保持良好的心态，当内心感到压力时，学会向外宣泄

抱怨虽然是一种不好的习惯，但它并不代表是一件坏的事情。当我们的内心对外界的事情感到不满而表达自己的看法时，也许会有抱怨的情绪，这些都是现实生活所无法避免的。每个人都有自己的情绪，有时候需要向外发泄，只有做到正确的疏导，才能真正放下心中的压力。但是如果遇到什么事情都抱怨且养成一种习惯，每天都怨天尤人的话，便已经上升为严重的问题。因此，面对心中的压力，要学会从根源上解决问题。无论是在工作还是生活中，要时刻保持一种乐观向上的积极心态。看待事物时，应多看看对立面，不能只是悲观地陷入一种僵局，那样的话，不利于对事物的分析与观察。要学会

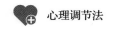

凡事都往好的方面看齐，只有真正做到保持良好的心态对待周围的环境，无形之中你内心的压力才会逐渐变少，同时也可以减少抱怨的次数。

2. 分析抱怨的原因，设法改变现状

当我们对事物产生抱怨时，只是通过嘴巴上发发牢骚，是不能解决问题的。这样既不利于搞好人际关系，同时对于事情的解决也没有任何作用。因而，想要从根本上解决问题，首先就要学会具体情况，具体对待。在我们要产生抱怨时，先分析抱怨的原因，如果是我们自己的原因，那么就先改变自己，争取让自己更优秀；如果是环境的因素，那么就想方设法去改变外部环境；如果因为自己力量太小，不能改变的话，就想办法换一个新的环境。总之，不能遇到事情就抱怨，只有通过改变自己或更换环境，才能从根本上消除抱怨，增加自信，从而快乐地生活和工作。

3. 怀抱一颗感恩的心

面对生活中的诸多无奈，也许你会有这样那样的抱怨，但是抱怨之前先从其他的角度去思考一下：当你每天来回奔波在上下班的路途上时，这至少表明你还有一份工作和收入，比起那些失业者来说，至少你还有一定的收入来源；当你正在为收拾满屋的脏乱而发愁的时候，请先想想那些流离失所、地震中的人们，至少你还有一个温暖的家，家里还有你的父母、爱人和子女；当你正在高速公路上行驶，面对前面缓慢的车流时，想想那些骑着自行车，或者是徒步行走的人吧，比起他们来，你还幸运些，至少还有汽车坐。因此，当我们面对生活中的困难和挫折时，要时常怀抱一颗感恩的心，只有这样，你才能明白今天的生活已经够幸福了。那么，你还有什么不满足的，生活还有什么值得我们去抱怨的？

总之，生活中难免会遇到这样那样不顺心的事情。到底应该以什么样的心态来对待才是关键的。只要你能够怀抱一颗感恩的心，用积极乐观的态度去对待，相信你的抱怨会越来越少，内心的压力也会逐渐减少，你的生活质量也会比以前得到提高。

被寒风侵袭过的人尤其能感受太阳的温暖

每个人都拥有自己的梦想，当梦想实现的时候，我们会感到发自内心的喜悦。有些时候，生活并不像我们想象的那样美好，不可能什么事情都按照我们所想的那样。当我们内心感到困惑无奈的时候，也许我们会觉得生活过于痛苦。有些人虽然一生都在经历痛苦，但是却并没有阻碍他成功的脚步；而有些人，遇到一时的痛苦，就犹如世界末日般，甚至失去活下

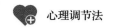

去的勇气。其实，世间的事，就如月亮一般，有阴晴圆缺之分。生活也一样，万物相生相克，有生有死，有黑有白，有喜有悲，它只是给人各种不同的心理感受罢了。

如果这个世界上永远只有白天或者黑夜的话，那将会是什么样子？同样，如果一生之中，只有成功而没有失败的话，人生又将会是什么样子。其实，只有黑夜的衬托，才能让白天显得更加美好，只有在寒冷中颤抖过的人，才会更加感受到太阳的温暖。如果我们的生命仅仅被成功所主宰的话，那还有什么喜悦可言，我们也就不可能体验到喜悦的心情。道理很简单，只有经历过痛苦，才会觉得成功弥足珍贵。因此，当我们面对生活中的失败与打击时，没有必要为此一蹶不振。

想要取得成功，就应学会平静地面对生活中的不如意。那么，当困难来临时，我们应该从以下几个方面做起：

1. 面对失败，学会分析原因，不因失败而彻底否定自己

我们每个人都怀抱梦想，这些梦想包括学业、事业、婚姻等各个方面。正是因为这些梦想让我们的生活充满希望，我们怀着这样的梦想，努力奔波于各种场合。也许还有一些人，在追求梦想的道路上伴随着各种各样的艰难和困苦。正是这些美好的希冀支撑着他们一路走来。为了达到自己的目标，他们会付出比常人更多的努力和汗水，正是由于内心抱有很大的期望，所以当失败的结果到来的一刹那，他们无法

接受。

　　胜败乃兵家常事，既然结果已经出来，后悔和自责都没有用。面对当前的局面，我们应该学会查找原因。只有找出原因，在今后的道路上避免再犯同样的错误，才是最明智的做法。如果你只是沉浸在悲伤中无法自拔，那只会令你失去更多的机会。如果因为小小的一次打击，便让你对自己的能力也产生怀疑的话，表明你的性格中确实存在阻碍你成功的因素。因此，痛苦并不可怕，可怕的是你的内心被痛苦所笼罩，失去了奋斗的勇气。想要获得成功，就要敢于正视自己的缺点，努力改正，当你真正做到这点的时候，那么你离成功就不远了。

　　2. 面对人生无常，要学会保持良好的心态，学会全面看待问题

　　人生变化无常，也许今天我们还是一帆风顺，明天就是另一番情形。世界处于不断的变化当中，我们应该以不变应万变。这里所说的不变，指的是保持良好的心态不变。生活就应该是这样，学会多角度地看待问题，不能总是把自己陷入孤独绝望的境界里走不出去，那样的话，只会给内心带来负面影响，并不利于当前问题的解决。

　　3. 锻炼自己的忍耐力，主动接受挫折考验，让自己变得更加坚强

　　温室里的花朵，注定经不起暴风雨的打击，因此，要想

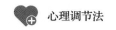

在社会激烈的竞争中生存下来，必须具备忍耐力，才能经得起挫折的考验。从这个层面上讲，一个人从小到大，如果没有遇到过任何困难的话，并不利于后期的成长。相反，那些从小就接受挫折考验的人，往往更容易从困境中走出来，获得成功。如果能够在成长的过程中，主动接受挫折教育的话，更有利于形成良好的心理素质，在面对更大的心理挫折时，也能够轻易地从痛苦中摆脱出来。

总之，我们在面对生活中的挫折感到痛苦时，要学会把这些看成是人生的一种财富。只有这样，你才能以一颗乐观的心去对待挫折和打击。同时应该明白，痛苦只是暂时的心理感受而已，如果你能够化悲痛为力量，你也可以收获成功。宝剑锋自磨砺出，梅花香自苦寒来，只要你能经受住痛苦的考验，等到收获成功的时候，才会更加珍惜这种喜悦之情。

走出痛苦的阴影，迎接快乐的明天

古时候，有个老和尚，他有一个弟子时时被烦恼和痛苦缠绕着。老和尚看到他为此经常苦恼不堪的模样，最后决定开导他一番。一日，老和尚让弟子拿来一杯水，然后吩咐弟子抓一把盐放在水中，待盐溶化后，老和尚让弟子喝上一大口。随后便问道："这水的味道如何？"弟子皱着眉头答道："咸得发苦。"于是，老和尚又带着弟子来到一处湖边，并吩咐弟子把更多的盐撒进湖里，然后让弟子取些湖水上来喝。弟子捧起湖中的水，喝了一口，老和尚问道："这次是什么味道？""纯净甜美"弟子答道。"那你尝到咸味了吗？""没有。"老和尚点了点头，微笑着对弟子说："一个人生命中的痛苦就像是你撒进去的盐，它的咸淡主要取决于盛它的容器。"听了老和尚的话，弟子恍然大悟，从那以后便放下了心中的烦恼与苦闷。

的确，生活中的痛苦和烦恼就像盐一样，每个人都无法避免，但是不同的人面对痛苦感受却不同。痛苦本身是存在的，至于一个人能否品尝到其中的苦味，关键在于这个人内心能承受多少痛苦。生活中固然会有很多的烦恼和痛苦，但是如果你能够把自己的心胸变大，就可以容下更多的烦恼和痛苦，你的心里便不会觉得痛苦。面对人生中的不如意，要么你被这些痛苦击倒，要么你改变自己，容纳下更多的痛苦和烦恼，从而把痛苦踩在脚下。

生活中出现痛苦和烦恼并不可怕，可怕的是你被自己的内心吓倒，从此不敢面对现实，终日生活在痛苦与烦恼中无法自拔。在面对痛苦时，到底该用什么样的心态去对待，显然没有统一的标准，这是因人而异的。意志坚强的人，他们会勇敢地面对那些不幸运，努力做到更好去改变命运，就像罗月华一样。相反，生活中有些人，他们虽然身体上都比罗月华要健全，但是却无法走出痛苦的阴影，最终走上了不归路。生命对于每个人都只有一次，到底应该用什么样的态度来度过这短短的一生，罗月华已经给了我们很好的答案。面对随时可能出现的意外，如果你不能重新振作起来，变得坚强的话，你就会被痛苦所击败，成为它的战利品。为了不虚度年华，成为生活中的强者，你必须学会坚强，学会勇敢面对现实生活中的不幸与烦恼，只有这样你才能真正从痛苦中解脱出来，从而把痛苦踩在脚下，迈向成功的大道。

想要成为生活中的强者，战胜痛苦，可以从以下两个方面来改变自己：

1. 消除痛苦和烦恼的根源，让内心的痛苦缓解

一个人之所以感受到周围的痛苦与烦恼，主要是因为现实生活无法达到自己预期的高度。当出现这种差异时，极大的心理落差会给人带来内心的痛苦。因此，想要消除痛苦和烦恼的根源，只要保持一颗平常心就可以了。拥有一颗平常心，在面对外界的变化时，不会有太高的期望值，这样一来，既可以轻松地达到预期的高度，又可以避免产生消极情绪。同时，要学会改变思路，在现实生活中，如果遇到行不通的时候，要懂

得尝试其他途径。如果对某些事情过于执着，也会引起不必要的烦恼。只有做到这些，你才能在困难到来时以平静的心态来对待。

2. 提高自己的心理素质，勇于面对现实生活中的艰难与挫折

有时候，处境相同的两个人，面对同样的挫折，结果却完全不同。究其原因，主要是因为两人的心理承受能力和抑制不幸的能力有所区别。一个没有任何心理承受能力的人，面对挫折时，可能会表现出一种更为极端的态度。他们只考虑自己的心情，从而忽略了如何去改变当前这种局面，更有甚者会出现自暴自弃的情况。但是如果一个人具备了一定的心理素质，在困难面前，因为心理承受能力强，则可能头脑冷静，从而很快找到解决问题的办法，顺利渡过难关。

当遇到痛苦时，不同的人会采用不同的态度，最终的结果也不尽相同。究竟是把痛苦踩在脚下，顺利迈向成功，还是被痛苦所击倒，让其成为成功道上的绊脚石，是个人的选择，没有任何人能够左右你的思想。但是如果能够坚定信念，勇敢地面对痛苦，那么你也可以成为生活中的强者战胜痛苦。

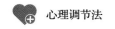

你的付出，终究能换来别人得不到的

人生可能会面临各种各样的痛苦，当绝望到来的时候，并不表示我们前面已无路可走，这个时候你依然有选择的机会。你可以选择自暴自弃、听天由命，也可以选择想办法改变现状。我们既可以选择互相鼓励尝试着走出当前的困境，也可以选择与他人一样坐以待毙，大家一起抱怨摧毁他人的希望，从而一起毁灭。但是很显然，如果你没能够勇敢地从困难中站立起来的话，你的前途仍将是无尽的痛苦。只有敢于挑战命运的安排，你才能从痛苦中站立起来，不被痛苦所打败，成为生活中的强者。想要从困境中走出来，可以参考以下方式。

1. 找准目标并且下定决心，认清努力的方向

如果想要取得成功，得到别人的认可，那么你就要敢于尝试做别人做不到的事情。当然在通往成功的道路上，可能会遇到许多障碍。当我们面临这些难题时，自己必须在心中下定决心。如果你总是被外界环境所干扰，看到那么多人像自己一样，最终都走向失败，就觉得自己即使坚持下去也没什么意义，从而选择放弃的话，最终肯定不会成功。那么，你的一生也只会是疲于奔命。因此，当我们遭遇困境时，不管他人结果如何，只要找到目标，就要静下心来，着手身边的事情，尽自

己最大的努力去做好。最后，你一样可以在这个社会上安身立命。当你对生活感到迷茫无助时，也不要犹豫，只要能够把手边的事情做好，你一样也会取得成就。如果你一直站在原地徘徊的话，只会错失良机，到最后可能会失去更多的机会。因此，只要选定目标，下定决心，你就迈向了成功的第一步。能够找准方向，下定决心，是你迈向成功的第一资本。

2. 选定目标后，要对自己充满信心，通过坚持不懈的努力取得成功

也许在通往成功的路上，我们会遇到很多意想不到的事情，遭受很多打击，但是不能因此失去对生活的勇气。很多时候，失败并不可怕，可怕的是它成为你心理上的障碍。如果内心深处一直背负着一个沉重的包袱，想要成功谈何容易。因此，无论做什么事情，都必须充满信心，坚信自己一定可以成功，只有摆脱内心的包袱，你才能得到你想要的一切。

同时，你还应该明白，想要取得成功，只靠大脑想一下是永远不可能实现的，必须通过努力才能完成。因此，当我们遇到困难时，首先要对自己充满信心，坚信自己一定可以渡过当前的难关。在通往成功的路上，会遇到许许多多个瓶颈，每通过一个瓶颈都需要经历一段痛苦。如果遇到一点挫折就畏缩不前，那你就不会有所成就。如果做事只凭一时的热情，那么注定不会有结果。只有做到比别人更坚持，你才能做到别人无

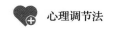

法做到的事情，这便是你取得成功的第二个资本。

3. 无论什么时候都要保持良好的心态，正确看待一些社会现象

有些时候，生活并不像我们想象的那么美好，它会存在一些不公平的现象。面对这些不公平你会怎么办？难道因为它不公平，我们就放弃自己的追求吗？试想一下，你的放弃，甚至是愤怒与自暴自弃，只是在惩罚自己而已。对于那些不公平的现象，并不会因为你的遭遇而发生改变，因此对待这些问题要保持良好的心态。要善待自己，对于那些不公平或是看不惯的事情，我们没必要去强烈要求什么，只要按照既定的方向努力，将来就不会因此而后悔。这是你能够取得成功的第三个资本。

总之，想要取得比别人多的成就，就要付出比别人多的努力。试想一下，无论在时间、知识、精神、信心等各个方面你都可以付出比别人多，那么你一定会做到别人办不到的事情。

认清现实，在痛苦中尤其要抛开幻想

痛苦和喜悦一样，都只是人内心的一种心理感受而已。它是一种心理上的情绪，但其效果是不同的，喜悦的效果是愉

悦的，而痛苦的效果则是难受的。人之所以会觉得痛苦，主要是因为自己生存的环境没能达到自己理想中的状态。想要摆脱这种痛苦，不被痛苦所击倒，我们就要学着分清理想与现实，只有这样，我们才不会把一切想得过于美好。想要做到这点，应该从以下几个方面做起：

1. 认清当前形势，正确评估自己

生活在这个竞争激烈的时代，许多年轻人怀抱美好的梦想，总希望凭借自己所学的知识施展才华，抑或是把生活看得过于美好，无论是爱情还是事业。但现实生活并不像他们所幻想的那样。真正的生活与内心的理想相差太远，因而一部分人无法接受这样的结果，陷入无尽的痛苦中，无法自拔，从而被痛苦所打败。如果想要摆脱痛苦，那么首先要认清当前的形势，对自己做一个正确的评估。只有当你已经做好充分的心理准备时，才能从容面对生活中的不如意，否则的话，难免会意志消沉，自暴自弃。

在事业上，要正确看待自己的能力。找工作时，虽然我们要充满自信，但是也不能过于骄傲，总觉得自己各方面都比别人强，岂不知，尺有所短，寸有所长。因此，只有先做好充分的思想准备工作，当真正遭遇打击时，才不会过于失望和痛苦。

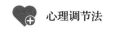

2. 保持一颗永远向上的心

当我们做好充分的思想准备后，无论前途怎样，都要永葆一颗乐观向上的心。可能生活与幻想相差太远，但是我们要抱着积极的态度对待。一味地抱怨生活的不如意，对于改变生活是无济于事的。因此，聪明的人懂得只有接受生活，改变自己才能从痛苦中解脱出来。相反，如果你总是怀着抱怨的态度，没有意识到自己内心幻想的问题，一味地追求理想中的生活，那么只会时时碰壁，到头来伤痕累累且没有任何收获。这就要求我们在现实生活中，如果遇到什么问题的话，放松心情，稍微改变一下做事的策略或方法，便可以有效地避免这类情况的发生，提高效率。

无论处于哪个时代，我们都必须明白幻想与现实之间存在着差异。如果你把现实想象得过于美好，那么到头来只会被现实伤得体无完肤。只有当你能够分清幻想与现实之间的距离，面对现实改变自己的态度时，便可以有效地避免痛苦的发生。

生活中，也并不是说现实与幻想之间，就一定像水与火一样永不相融。其实，两者之间存在着一定的关联。虽然现实没有幻想的那么完美，但是美好的明天，总是靠着一代代爱幻想的青年通过不懈奋斗和努力才实现的。因此，只要能够正确地处理好幻想与现实的关系，两者之间并不矛盾。只有这样，我们才可以在紧张繁忙的生活中，内心怀有崇高的追求，因为怀抱梦想而充满对生活的激情，继续保持或追求自己内心深处的一方"雅"土，做着美好的梦。我们也可以怀抱着美好幻想，在现实中努力打造美好的明天。

总之，只要能够分清幻想与现实之间的距离，在面对现实的时候把握好自己的情感，一样可以从容面对生活中的挫折与坎坷。也只有这样，你才能在美好的梦想中，迎接现实的考验和洗礼，从而顺利渡过一个又一个难关，在痛苦中坚强地生存下来。

参考文献

[1] 布什.做自己的心理治疗师[M].由锋，吕宪栋，译.北京：中国发展出版社，2007.

[2] 田超颖.心理调节100招[M].北京：新世界出版社，2009.

[3] 雅文.做自己的心理调节师[M].北京：中国华侨出版社，2011.